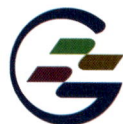

全国中医药行业高等职业教育"十二五"规划教材

护 理 礼 仪

（供护理专业用）

主　　编　张翠娣（上海中医药大学）
副 主 编　（以姓氏笔画为序）
　　　　　韩同敏（河北中医学院）
　　　　　程晓莉（重庆三峡医药高等专科学校）
　　　　　蔡华娟（浙江中医药大学）
编　　委　（以姓氏笔画为序）
　　　　　王　力（江西中医药大学）
　　　　　王岩梅（上海中医药大学）
　　　　　朱蓝玉（长春中医药大学）
　　　　　汪　晶（四川中医药高等专科学校）

中国中医药出版社
·北 京·

图书在版编目（CIP）数据

护理礼仪/张翠娣主编．—北京：中国中医药出版社，2015.7
全国中医药行业高等职业教育"十二五"规划教材
ISBN 978 - 7 - 5132 - 2468 - 0

Ⅰ.①护…　Ⅱ.①张…　Ⅲ.①护理 - 礼仪 - 高等职业教育 - 教材　Ⅳ.①R47

中国版本图书馆 CIP 数据核字（2015）第 083610 号

中 国 中 医 药 出 版 社 出 版
北京市朝阳区北三环东路 28 号易亨大厦 16 层
邮政编码　100013
传真　010 64405750
廊坊晶艺印刷有限公司印刷
各地新华书店经销

*

开本 787×1092　1/16　印张 9　字数 195 千字
2015 年 7 月第 1 版　2015 年 7 月第 1 次印刷
书　号　ISBN 978 - 7 - 5132 - 2468 - 0

*

定价　29.00 元
网址　www.cptcm.com

全国中医药职业教育教学指导委员会

张美林（成都中医药大学附属针灸学校党委书记、副校长）

张登山（邢台医学高等专科学校教授）

张震云（山西药科职业学院副院长）

陈　燕（湖南中医药大学护理学院院长）

陈玉奇（沈阳市中医药学校校长）

陈令轩（国家中医药管理局人事教育司综合协调处副主任科员）

周忠民（渭南职业技术学院党委副书记）

胡志方（江西中医药高等专科学校校长）

徐家正（海口市中医药学校校长）

凌　娅（江苏康缘药业股份有限公司副董事长）

郭争鸣（湖南中医药高等专科学校校长）

郭桂明（北京中医医院药学部主任）

唐家奇（湛江中医学校校长、党委书记）

曹世奎（长春中医药大学职业技术学院院长）

龚晋文（山西职工医学院/山西省中医学校党委副书记）

董维春（北京卫生职业学院党委书记、副院长）

谭　工（重庆三峡医药高等专科学校副校长）

潘年松（遵义医药高等专科学校副校长）

秘　书　长　周景玉（国家中医药管理局人事教育司综合协调处副处长）

前　言

中医药职业教育是我国现代职业教育体系的重要组成部分，肩负着培养中医药多样化人才、传承中医药技术技能、促进中医药就业创业的重要职责。教育要发展，教材是根本，在人才培养上具有举足轻重的作用。为贯彻落实习近平总书记关于加快发展现代职业教育的重要指示精神和《国家中长期教育改革和发展规划纲要（2010—2020 年）》，国家中医药管理局教材办公室、全国中医药职业教育教学指导委员会紧密结合中医药职业教育特点，充分发挥中医药高等职业教育的引领作用，满足中医药事业发展对于高素质技术技能中医药人才的需求，突出中医药高等职业教育的特色，组织完成了"全国中医药行业高等职业教育'十二五'规划教材"建设工作。

作为全国唯一的中医药行业高等职业教育规划教材，本版教材按照"政府指导、学会主办、院校联办、出版社协办"的运作机制，于 2013 年启动了教材建设工作。通过广泛调研、全国范围遴选主编，又先后经过主编会议、编委会议、定稿会议等研究论证，在千余位编者的共同努力下，历时一年半时间，完成了 84 种规划教材的编写工作。

"全国中医药行业高等职业教育'十二五'规划教材"，由 70 余所开展中医药高等职业教育的院校及相关医院、医药企业等单位联合编写，中国中医药出版社出版，供高等职业教育院校中医学、针灸推拿、中医骨伤、临床医学、护理、药学、中药学、药品质量与安全、药品生产技术、中草药栽培与加工、中药生产与加工、药品经营与管理、药品服务与管理、中医康复技术、中医养生保健、康复治疗技术、医学美容技术等 17 个专业使用。

本套教材具有以下特点：

1. 坚持以学生为中心，强调以就业为导向、以能力为本位、以岗位需求为标准的原则，按照高素质技术技能人才的培养目标进行编写，体现"工学结合""知行合一"的人才培养模式。

2. 注重体现中医药高等职业教育的特点，以教育部新的教学指导意见为纲领，注重针对性、适用性及实用性，贴近学生、贴近岗位、贴近社会，符合中医药高等职业教育教学实际。

3. 注重强化质量意识、精品意识，从教材内容结构、知识点、规范化、标准化、编写技巧、语言文字等方面加以改革，具备"精品教材"特质。

4. 注重教材内容与教学大纲的统一，教材内容涵盖资格考试全部内容及所有考试要求的知识点，满足学生获得"双证书"及相关工作岗位需求，有利于促进学生就业。

5. 注重创新教材呈现形式，版式设计新颖、活泼，图文并茂，配有网络教学大纲指导教与学（相关内容可在中国中医药出版社网站 www.cptcm.com 下载），符合职业院校学生认知规律及特点，以利于增强学生的学习兴趣。

在"全国中医药行业高等职业教育'十二五'规划教材"的组织编写过程中，得到了国家中医药管理局的精心指导，全国高等中医药职业教育院校的大力支持，相关专家和各门教材主编、副主编及参编人员的辛勤努力，保证了教材质量，在此表示诚挚的谢意！

我们衷心希望本套规划教材能在相关课程的教学中发挥积极的作用，通过教学实践的检验不断改进和完善。敬请各教学单位、教学人员及广大学生多提宝贵意见，以便再版时予以修正，提升教材质量。

国家中医药管理局教材办公室

全国中医药职业教育教学指导委员会

中国中医药出版社

2015 年 5 月

编写说明

　　《护理礼仪》是"全国中医药行业高等职业教育'十二五'规划教材"之一。本教材是依据习近平总书记关于加快发展现代职业教育的重要指示和《国家中长期教育改革和发展规划纲要（2010－2020年）》精神，充分发挥中医药高等职业教育的引领作用，满足中医药事业发展对于高端技能型、应用型中医药人才的需求，由全国中医药职业教育教学指导委员会、国家中医药管理局教材办公室统一规划、宏观指导，中国中医药出版社具体组织，全国中医药高等职业教育院校联合编写出版，供中医药高等职业教育教学使用。

　　本教材牢固确立职业教育在国家人才培养体系中的重要位置，力求职业教育专业设置与产业需求、课程内容与职业标准、教学过程与生产过程"三对接"，"崇尚一技之长"，提升人才培养质量，做到学以致用。教材编写强化质量意识、精品意识，以学生为中心，以"三对接"为宗旨，突出思想性、科学性、实用性、启发性、教学适用性，在教材内容结构、知识点、规范化、标准化、编写技巧、语言文字等方面加以改革，从整体上提高教材质量，力求编写出"精品教材"。

　　《护理礼仪》根据护理专业特点和护士岗位胜任力的需求，从当前护理人文教育涉及的基本范围中，精选了较为重要的护士应具备的礼仪修养内容进行整合。主要介绍了礼仪的起源和发展、护理人员的仪容仪表礼仪、护理人员的服饰礼仪、护理人员的举止礼仪、护理人员的公务礼仪、护理工作中的礼仪、日常交往礼仪、涉外礼仪等。教材编写中始终以社会对21世纪培养高端技能型护理人才的需要为宗旨，注重思想内容的科学性、启发性、实用性，注重贴近护理实践。为便于教学，将案例分析、课堂互动等多种教学手段引入教材，正文中穿插内容丰富的知识拓展、知识链接、案例讨论，章后附有学习小结及复习思考题，为提高教材的可读性和表现力，书中穿插有较多的图片，图文并茂。本教材为高职高专护理专业教材，也可供在职医护人员参考阅读。

　　《护理礼仪》共八章，第一章、第二章分别由上海中医药大学的张翠娣、王岩梅编写；第三章由浙江中医药大学的蔡华娟编写；第四章由江西中医药大学的王力编写；第五章由四川中医药高等专科学校的汪晶编写；第六章由河北中医学院的韩同敏编写；第七章由重庆三峡医药高等专科学校的程晓莉编写；第八章由长春中医药大学的朱蓝玉编写。本书的编写参考了大量的图书期刊资料，各种礼仪图片的演示得到浙江中医药大学护理专业学生刘婷、蒋梦琪、洪小航和江西中医药大学护理专业学生席晨霞、许龙飞的大力支持，在此一并致谢。

《护理礼仪》编委会

2015年4月20日

目　录

六、交谈中的忌讳 …………… 18

第三节　公共场所礼仪 …………… 18

一、公共场所应遵循的礼仪 …… 19

二、行走礼仪 …………… 20

三、乘坐交通工具礼仪 ………… 20

四、上下楼梯、进出电梯礼仪 … 24

第三章　护理人员的仪容仪表礼仪

第一节　面部修饰礼仪 ………… 25

一、面部的保养 …………… 25

二、面部的局部修饰 ………… 27

三、护士化妆 …………… 28

第二节　发部修饰礼仪 ………… 29

一、头发的清洁与保养 ………… 30

二、发型的选择 …………… 30

三、护士工作发式 …………… 31

第三节　肢体修饰礼仪 ………… 32

一、手、臂的修饰 …………… 32

二、下肢的修饰 …………… 33

第四节　表情神态礼仪 ………… 33

一、护士表情的基本原则 ……… 33

二、眼神 …………… 34

三、表情 …………… 37

四、面部表情的禁忌 ………… 38

第一章　绪论

第一节　礼仪简介 ………… 1

一、国内礼仪简介 …………… 1

二、国外礼仪概述 …………… 3

第二节　礼仪概述 ………… 3

一、礼仪的概念 …………… 3

二、礼仪的基本原则 ………… 4

三、礼仪的功能 …………… 5

第三节　护理礼仪培养 ………… 5

一、护理礼仪的作用 ………… 5

二、护理礼仪的特征 ………… 6

三、护理礼仪的学习途径与方法

…………… 7

第二章　日常交往礼仪

第一节　会面礼仪 ………… 9

一、称谓礼仪 …………… 9

二、介绍礼仪 …………… 11

三、致意礼仪 …………… 13

四、握手礼仪 …………… 14

五、名片礼仪 …………… 15

第二节　交谈礼仪 ………… 16

一、交谈的定义和特点 ………… 16

二、交谈的基本类型 ………… 17

三、交谈的基本要求 ………… 17

四、交谈中的礼貌用语 ………… 17

五、交谈中的礼仪与技巧 ……… 18

第四章　护理人员的服饰礼仪

第一节　正装礼仪 ………… 40

一、男士西装礼仪 …………… 40

二、女士套装礼仪 …………… 42

第二节　便装礼仪 ………… 44

一、穿着便装的场合 ………… 44

二、便装的着装选择 ………… 44

三、便装的搭配技巧 ………… 45

第三节　饰物礼仪 ………… 45

一、装饰类饰物的使用 ………… 46

二、实用性饰物的使用 ………… 48

第四节　护理工作中的服饰礼仪 … 49

一、护士着装的基本原则 ……… 49

二、工作中护士着装的具体要求

    …………………… 50

三、护士的配饰 …………… 52

第五章　护理人员的举止礼仪

第一节　站姿礼仪 …………… 54

一、基本站姿 …………… 54

二、站姿禁忌 …………… 56

第二节　坐姿礼仪 …………… 56

一、基本坐姿 …………… 57

二、坐姿禁忌 …………… 60

三、入座与离座 …………… 60

四、蹲姿 …………… 61

第三节　行姿礼仪 …………… 62

一、行姿基本要求 …………… 62

二、行姿禁忌 …………… 63

第四节　手势礼仪 …………… 63

一、手势基本要求 …………… 63

二、基本手势 …………… 64

三、手势禁忌 …………… 65

第五节　护理工作中的举止礼仪 … 65

一、持治疗盘 …………… 65

二、持病历夹 …………… 66

三、推治疗车 …………… 67

四、搬放床旁椅 …………… 68

五、递接物品 …………… 68

六、鞠躬礼仪 …………… 69

第六章　护理人员的公务礼仪

第一节　会议礼仪 …………… 70

一、会议准备工作礼仪 …………… 70

二、会议中的礼仪 …………… 71

三、与会人员礼仪 …………… 71

四、其他人员的礼仪 …………… 72

第二节　通讯礼仪 …………… 73

一、电话礼仪 …………… 73

二、书信、函件礼仪 …………… 75

三、传真礼仪 …………… 77

四、微博、微信礼仪 …………… 78

第三节　接待礼仪 …………… 79

一、邀请礼仪 …………… 79

二、拜访与迎送礼仪 …………… 80

三、馈赠礼仪 …………… 82

第四节　宴请礼仪 …………… 84

一、宴请筹备 …………… 84

二、中餐礼仪 …………… 84

三、西餐礼仪 …………… 85

四、酒水礼仪 …………… 86

第五节　庆典礼仪 …………… 88

一、庆典准备礼仪 …………… 88

二、庆典过程中的礼仪 …………… 89

三、颁奖仪式礼仪 …………… 89

四、开幕（开工）仪式礼仪 …………… 90

五、交接仪式礼仪 …………… 92

六、签字仪式礼仪 …………… 93

第七章　护理工作中的礼仪

第一节　护理工作礼仪的基本原则

    …………………… 95

一、平等尊重原则 …………… 95

二、诚实守信原则 …………… 96

三、文明礼貌原则 …………… 96

四、雷厉风行原则 …………… 96

五、共情帮助原则 …………… 96

第二节　护生实习礼仪 …………… 97

一、护生实习前的准备 …………… 97

二、护生的基本礼仪要求 …………… 98

三、实习期间人际交往礼仪 …… 98

第三节　求职礼仪 …………… 101

一、书面求职礼仪 …………… 101

二、面试礼仪 …………… 103

第四节　不同护理岗位的工作礼仪

    …………………… 105

一、门诊护理工作礼仪 …………… 106

二、急诊护理工作礼仪 …………… 107

三、病区护理工作礼仪 …………… 108

四、手术室护理工作礼仪 ……… 111
五、社区护理工作礼仪 ……… 113
第五节 医护人际关系礼仪 ……… 114
一、医护人际关系基本礼仪要求
……………………… 115
二、护士在医护人际关系礼仪中的作用
……………………… 115

第八章 涉外礼仪

第一节 涉外礼仪概述 ………… 117
一、涉外礼仪的特点 ……… 117

二、涉外礼仪的原则 ………… 118
三、涉外基本礼仪 ………… 120
四、涉外护理工作礼仪 ………… 123
五、宗教的起源及禁忌 ………… 124
第二节 主要国家基本礼仪 ……… 126
一、美洲国家 ……………… 126
二、欧洲国家 ……………… 127
三、亚洲国家 ……………… 128

参考文献

第一章　绪　　论

1. 掌握　礼仪的概念；礼仪的基本原则。
2. 熟悉　礼仪的功能；护理礼仪的作用。
3. 了解　礼仪的起源与发展；护理礼仪的学习途径与方法。

礼仪是人们日常生活和社会交往中约定俗成的、得到共同认可的行为规范和道德修养，包括仪表、仪容、言谈举止、待人接物、礼节等各方面。礼仪对规范人们的社会行为、协调人际关系、促进人类社会发展具有积极的作用。常言道："良言一句三冬暖，恶语伤人六月寒。"这是人们对礼仪重要性的深刻认识。在现代社会中，礼仪更是无时不在，无处不有，如接待礼仪、电话礼仪等。礼仪文化对现代人类生活发挥着越来越大的作用，开展、重视礼仪教育已成为各行各业道德实践的一项重要内容。护士肩负着救死扶伤、为人类健康服务的崇高使命，良好的护理礼仪可以营造温馨良好的医疗护理环境，提高护理服务质量，如门诊护理礼仪、护理操作礼仪等。因此，加强护士的礼仪修养教育，已成为开展优质护理服务，实施护理人文关怀的重要内容。

第一节　礼仪简介

英国哲学家约翰·洛克曾经说过："礼仪的目的和作用在使得本来的顽梗变得柔顺，使人们的气质变温和，使他尊重别人，和别人合得来。"随着信息共享网络化和全球经济一体化的发展，我们生活的环境变成一个不断浓缩的地球村，人们交往日益频繁。礼仪作为与人交往的"第一印象"，在个人成长成才和社会关系网中"内聚人心，外塑形象"的作用越来越重要。所以，学礼、知礼、用礼已成为每一个现代人走向社会的名片、广交朋友的法宝和事业成功的桥梁。

一、国内礼仪简介

礼仪规范作为人际交往的重要内容，并不是凭空臆造出来的，它是伴随着我国历史和文化同时产生的，经历了从无到有、从低级到高级的发展过程。因此，只有了解我国礼仪的起源与发展，才能真正懂得我国现代礼仪的内涵。

（一）原始社会的礼仪

自从有了人与自然的关系、人与人的交往，"礼"便产生了，最初它只是一种习俗和意向。"礼"的左边是"示"指神，右边"乚"（音 yi）指盛祭品的器皿，说明礼与古代祭祀神灵有关。古人在变幻莫测、无法抗拒的自然面前感到无能为力和恐惧，因而祈求神灵的保护，产生了祭祀活动，成为人们共同的生活习俗，经过长期使用与统一，形成礼。原始社会生活环境恶劣，生产力落后，早期的人类只有依靠团体的力量，才能谋求共同生存与发展。如不同部落表示善意，一方掌心朝前以示没有武器，另一方抚摸掌心以示亲近，这种意向的表达逐渐为社会所认可，成为人们的行为规范，形成最初的"握手礼"。

（二）奴隶社会的礼仪

奴隶社会，"礼，国之大柄也"。奴隶主用礼来维护自己的统治，礼仪被打上了阶级的烙印。西周是我国古代的礼治时代，周公制定《周礼》，提出一整套礼制，形成了我国奴隶社会最早的礼制。东周时期，诸侯纷争，王朝无力恪守传统礼制，出现"礼坏乐崩"的局面。春秋战国时期是向封建社会转型的时期，期间涌现出孔子、孟子、荀子等礼学家。孔子认为："不学礼，无以立。"他把"礼"作为治国和约束自己的基础，主张"为国以礼""克己复礼"。孟子在继承孔子"仁学"的基础上，将仁、义、礼、智作为基本道德规范，讲究"修身"和培养"浩然正气"。荀子的"隆礼""重法"提倡礼法并重，进一步指出礼仪的重要性。这一批礼学家系统阐述了礼的本质和功能，发展与革新了礼仪理论。

（三）封建社会的礼仪

封建社会人们改造自然的能力有所提高，但等级制度也日益森严。统治阶级逐渐意识到用精神的力量约束人们的重要性，礼仪制度有了新的特点，其主要作用是维护封建社会的等级秩序，为统治阶级利益服务。西汉时期，叔孙通制定的朝廷礼仪，发展了礼仪的仪式和礼节。董仲舒概括儒家的礼仪为"三纲五常"，提出"罢黜百家，独尊儒术"的建议，使得儒礼成为定制。宋代，礼制进入"天礼"盛行的阶段，提出"三从四德"的道德礼仪标准。各封建王朝对封建礼制不断继承发展，集政治、法律、道德于一身，形成一整套封建礼仪体制，成为封建统治阶级麻醉、统治人民的工具。

（四）现代社会的礼仪

我国现代礼仪，是在辛亥革命后逐渐形成的。新文化运动和五四运动取消了许多封建的礼仪，如取消跪拜礼、禁止妇女缠足、剪掉象征清朝旧制度的辫子等，并学习吸取世界各民族的礼仪长处，为我所用。中华民族开始了新文化建设的征程。

现代社会，人与人是平等的，礼仪不再具有特权性。礼仪成为人与人之间避免冲突、维持社会秩序的行为规范，也成为精神文明建设的重要部分。改革开放以来，中国与世界各国交流日益频繁，为了适应在新的层次上同国际礼仪接轨，符合国际通行原则，现阶段掀起了构建"特色社会主义和谐社会"奋斗目标的新高潮。

二、国外礼仪概述

文明的中国历来有重视礼仪的传统，同样，地处欧洲的西方国家也毫不逊色。西方有文字记载的文明史也是一部人类对礼仪的追求与演进史。如古希腊罗马的诗歌《荷马史诗》，苏格拉底、柏拉图、亚里士多德等哲学家的著作中，都有关于礼仪的详尽论述；中世纪的《圣经》"崇敬众人、孝敬父母、行事光明"是对教徒们为人处世的礼仪规范；文艺复兴运动把人从封建的枷锁中解放出来，人们越来越讲究社交和社交举止。这一时期，以培根为代表的思想家对礼仪进行了透彻的分析，他认为"一个人若有好的仪容，那是于他的名声大有裨益的，并且，正如女王伊丽莎白所说，那就'好像一封永久的荐书一样'"（《培根论说文集·论礼节与仪容》）。可见礼仪的起源和发展与社会的进步紧密结合，是社会交往和国际文化交流的产物。由于历史和地理原因，礼仪也具有地域性和差异性，各个国家和民族都拥有自己独特的礼仪规范。如日本以鞠躬礼为见面礼节，鞠躬度数的大小、时间的长短和次数与对对方所表示的尊敬程度成正比。泰国以合十礼为见面礼。行礼时，须站好，低眉欠身，双手十指合拢，且合十于身前的双手举的高度不同，代表着对交往对象的礼遇不同。因此，知礼懂礼，养成良好的日常行为习惯和职业行为习惯，才能赢得他人和社会的尊重。

知识拓展

曾子避席

曾子是孔子的弟子，有一次他在孔子身边侍坐，孔子就问他："以前的圣贤之王有至高无上的德行，精要奥妙的理论，用来教导天下之人，人们就能和睦相处，君王和臣下之间也没有不满，你知道它们是什么吗？"曾子听了，明白老师是要指点他最深刻的道理，于是立刻从坐着的席子上站起来，走到席子外面，恭恭敬敬地回答道："我不够聪明，哪里能知道，还请老师把这些道理教给我。"孔子看到自己的弟子这么懂礼貌，赞许地点点头，耐心地给他讲述其中深刻的道理。

第二节 礼仪概述

一、礼仪的概念

礼仪是指在人际交往中，表示尊重、敬意和重视的行为规范和准则，具体表现为礼貌、礼节、仪表、仪式等形式。

1. 礼貌 是在人际交往过程中通过语言、动作表现出来的敬意、友善、得体的气度与风范，是一个人的思想道德水平、文化修养和交际能力的外在表现。

2. 礼节 是礼貌的具体表现形式，是人们在社交场合表示尊重的各种形式，如握手、鞠躬、磕头、道谢、祝颂等。它是一个人良好品质的反映。

3. 仪表 是一个人的外在表现，其服饰、姿态、容貌等应该与其年龄、体型、职业和所在的场合吻合，达到一种和谐的美感。

4. 仪式 是对具有宗教或象征意义活动的总称，具有特定的时段、特定的场合和专门的程序规范，如开学典礼、颁奖仪式、成人礼等。

礼仪的内涵包括"礼"和"仪"两部分。"礼"是内在的，是一个人对待自己、他人、社会所表现尊重、敬意的态度；"仪"是外在形式，是规范的表达形式。"礼"是"仪"的本质，任何"礼"都必须借助于规范的"仪"，才能恰到好处地表现出来，形成完整的礼仪。礼仪与文化共生，文化在发展，礼仪也在变化。现代礼仪强调人格平等、社会平等，以尊重人作为其立足点，注重追求人际交往的和谐和顺利。礼仪行为具有多样化、多层次和全方位的特点，体现人们的综合素质，具体表现为优雅的风度、高雅的气质、得体的举止、不俗的谈吐和个性化的仪表。

二、礼仪的基本原则

礼仪的基本原则是礼仪实践的高度概括。人们只有注意遵守交往的礼仪原则，才能更好地运用礼仪、规范言行，尽量避免社交失误，创造一种安定、和谐的氛围。虽然针对不同的时间、场合和对象，人们采取的礼仪有所不同，但所遵循的基本原则是一致的。

1. 自律与遵守原则 自律是指严格按照一定的道德标准和礼节规范自己的言行，这是礼仪的基础和出发点。美国文学家爱默生曾说过："宁可让人待己不公，也不可自己非礼待人。"可见良好的自律，可以展现自己较高的内在素质和修养。外塑良好的自我形象，可以提高社会对自己评价的美誉度，赢得社会的尊重。遵守原则，是指任何人，不论身份高低、职务大小、财富多少都必须自觉、自愿地遵守礼仪，用礼仪规范交际活动中的一言一行、一举一动。否则，失礼、违礼、无礼会给自己的声誉、人际关系和事业带来不良后果。

2. 宽容与敬人原则 在社会人际交往中，由于每个人的思想、品格和认识问题的水平有差别，所以在运用礼仪时，应该容忍、体谅和理解他人，不要求全责备、过分苛求、咄咄逼人，这样才能化解生活中的人际冲突。敬人的原则指不可伤害他人的尊严和侮辱对方的人格。古人云："敬人者，人恒敬之。"在人际交往中，要把尊重、恭敬、友好放在第一位。

3. 平等与真诚原则 平等是礼仪的核心，指在交往中，不因年龄、性别、种族、文化、职业、身份、地位、财富，以及与自己亲疏远近关系厚此薄彼，给予不平等待遇。真诚是人与人相处的基本态度。真诚的原则是指在人际交往中，要表里如一、言行一致，才能赢得他人的信任和礼遇。否则，即使礼仪方面无可指责，最终也不能得到别人的尊重。

4. 从俗与适度原则 由于国情、民族、文化背景的不同，存在"十里不同风，百里不同俗"的局面。因此，在人际交往中，应入乡随俗，切勿随意批评、否定他人的习惯性做法。适度原则是指在交往中要把握分寸，合乎规范。如与人交谈，既要诚挚友好，又不能虚伪客套；与人相处，既要优雅得体，又不能夸张造作。

三、礼仪的功能

人具有社会属性，社会是由你我他和你我他所在的社会组织构成的。所以，生活最重要的是以礼待人。礼仪具有多方面的功能，主要表现在以下几个方面。

1. 沟通协调作用 礼仪是开启社交之门的"金钥匙"，它要求人们以高度的责任心和社会公德感尊重他人，自觉执行礼仪规范。它不仅能够使自己更好地向交往对象表达尊重、敬佩、友好和善意，增进了解与信任，而且能加深公众对自己的认同，可以缓和或避免不必要的情感对立和障碍。

2. 美化塑造作用 礼仪讲究和谐，在行为美学方面指导人们不断充实和自我完善，达到内在美和外在美的统一，给交往对象留下良好的个人形象。个人形象是一个人仪容、表情、举止、服饰、谈吐、教养的集合。个人重视自身的美化、大家都能以礼相待，这便是礼仪所发挥的美化塑造作用。

3. 维护教育作用 礼仪是社会文明发展程度的标志。家庭的安宁、邻里之间的和睦、同事之间的信任，成为人们共同遵守的行为规范，将有利于维护社会的稳定。礼仪所蕴含的高尚、美好等文化内涵，潜移默化地熏陶着人们的心灵。大家互相影响，互相促进，共同促进社会主义精神文明建设的发展。

第三节 护理礼仪培养

护理与其他服务行业相比，其专业技术性更强。护理礼仪是一门研究护理工作中交往艺术的学问，是护理工作者在进行医疗护理服务过程中，已被大家公认和自觉遵守的行为规范和准则，是护士文化修养、道德水平、行为气质、交际能力的综合反映。

一、护理礼仪的作用

随着生物医学模式发展成为生物－心理－社会医学模式，护理也向系统化、整体化护理模式转变，护士的角色功能包括"健康促进者""病人权益维护者""平等合作者""健康教育者"等。这就要求护理工作者不仅要掌握医学知识，还要具备心理、社会、伦理和护理礼仪知识。在临床工作中，护士与患者的接触具有直接性、广泛性和持续性等特点，护士的仪表、举止、语言和有效的沟通技巧直接影响着患者的情绪与康复。其作用主要体现在以下几个方面。

1. 护理礼仪有利于建立融洽的护患关系 如今，护患关系更注重彼此之间的平等与信任。在护患交往中，营造一个友好、亲切的人文环境，能让患者感到温暖，心理得到满足，从而达到良好的治疗效果。仪表是护患交往中最先进入对方视野的信息，得体的仪表能有效表达出护士对患者的尊敬，使患者感受到礼遇；优雅大方的举止可赢得患者的信任；礼貌的语言交往可建立融洽的护患关系。

2. 护理礼仪有利于提升护理人员的自身修养 护理礼仪是护理人员在学习、实践和成长过程中长期积累形成的综合品质。护士的着装打扮凝聚着护士自信、骄傲与希望的精神风貌，也在护理礼仪实施过程中，潜移默化地塑造着自身的良好气质、情操、心理、性格、理念，完善着自己的形象。南丁格尔说："护士其实就是没有翅膀的天使，是真善美的化身。"

3. 护理礼仪有利于医护团队的合作 虽然医生护士分工不同，但医护之间、护士与护士之间的团队合作对于患者的治疗起着非常重要的作用，护士的言谈举止，无时无刻不在影响着周围的人和气氛。优美的仪表、端正的态度、亲切的语言、优雅的举止、饱满的精神，可以创造一个亲切、愉悦、健康向上的工作环境，增进彼此间的信任，促进医护之间的交流、分享和合作，有利于护士之间的经验交流、信息共享、互弥互补，提高整体工作效率和业务水平。

4. 护理礼仪有利于提高医院的整体形象 在激烈的医疗市场中，要想赢得患者的信任，仅仅依靠技术与硬件是不够的，服务质量和人文环境的优劣往往起着决定性作用。患者从入院就诊到系列治疗过程中，处处离不开护士。护士端庄的仪表风度，恰当的言谈举止彰显着医院的精神风貌，有利于塑造良好的医院形象。

二、护理礼仪的特征

1. 规范性 护理礼仪是护士在护理实践中必须遵守的行为规范，是在相关法律、规章制度、守则的基础上，对护理人员的仪容举止、谈吐服饰、待人接物等方面规定的标准和规范。

2. 强制性 护理礼仪中的标准和内容是基于法律、规章、守则和原则基础上，具有一定的约束力和强制性。

3. 综合性 护理是为人类健康服务的专业，护理礼仪作为一种专业文化，是护理服务科学性与艺术性、科技性和人文性的结合和统一，是道德品质、文化修养、美学素养等的综合，也是医院护理文化的重要组成部分。在护理活动中，它能体现出护士的科学态度、人文精神和文化内涵。

4. 适应性 护士应具有对不同的服务对象或不同的文化礼仪的适应能力。礼仪文化随着社会发展更加丰富多彩，国家有国家的礼制，民族有民族独特的礼仪习俗。在护理工作中，护士应充分尊重患者的宗教信仰、文化背景、风俗习惯，并在交往中相互融合适应。

5. 可行性 护理礼仪是护理人员在进行医疗护理工作和健康服务过程中所遵循的行为规范，应注重礼仪的可行性和有效性，满足服务对象的需求，并得到认可和接受。

知识拓展

名人名言

- 礼义廉耻，国之四维，四维不张，国乃灭亡——管子
- 人无礼则不生，事无礼则不成，国无礼则不宁——荀子
- 国尚礼则国昌，家尚礼则家大，身尚礼则身正，心尚礼则心泰——颜元
- 世界上最廉价，而且能得到最大收益的一项物质，就是礼节——拿破仑·希尔
- 礼貌是人类共处的金钥匙——松苏内吉
- 在宴席上最让人开胃的就是主人的礼节——莎士比亚
- 生活中最重要的是有礼貌，它比最高的智慧，比一切学识都重要——赫尔岑

三、护理礼仪的学习途径与方法

护理人员学习礼仪，应当结合自身的职业特点和环境，重视自己的职业道德修养、个性修养、心理素质等的培养。同时，学习礼仪不是单纯的动作模仿、姿态训练及语言规范，而应把重点放在提高内在素质上，以达到内在美和外在美的统一。

（一）学习礼仪的途径

1. 系统理论学习，丰富人文学科知识　职业礼仪是一种有特定对象的专业性比较强的行为规范，其要求我们具备一系列专门的礼仪知识。如可通过正规教学、函授教学、图书、广播、电视等，系统、全面地学习礼仪的基础知识、理论和技能。"礼形于外，德诚于中"，护士的礼仪素养包含着道德素养、文化素养、美学素养等，因此，护理人员还应当加强人文社会科学知识的学习，不断充实自己，提升自身的职业素养。

2. 加强道德品质锤炼，注重个性修养提升　"道德仁义，非礼不成"，道德修养是一个人的内在素养，对个人的行为准则有着很重要的作用。礼仪是一个人内在修养和素质的外在表现，礼仪与道德具有互为表里、相得益彰的关系，礼仪修养与道德水平是密不可分的。加强礼仪修养的教育可以锤炼其道德品质，而一个人的道德品质又常常从其仪容仪貌、举止行为、待人接物中折射出来。要提高礼仪水平，必须加强道德修养。个人的礼仪是受其道德修养水平影响的，有德才会有礼，修礼必先修德。从个人修养的角度来看，护士职业的性质要求护士必须富有爱心、耐心、细心、同情心和责任心。个性修养需要经过长期的努力，在职业环境中熏陶，需要护士在工作和日常生活中，注意自身情操、气质、性格、行为、能力的修炼，不断内化完善自我，提升个人修养。

3. 培养良好的心理素质　护理实践中，护士面对的是各方面需要帮助的对象，涉及各种健康需求，需要解决各种健康问题，会受各种因素的干扰和影响。护理职业礼仪

的实施对护理人员的心理品质提出了很高的要求，需要护士感悟护理工作的价值，具备良好的心理素质，保持积极健康的心态。在服务患者时主动热情，谈吐文雅、举止优雅亲切、仪表大方得体，为患者提供优质的护理服务。

（二）学习礼仪的方法

1. 反复学习，学以致用　礼仪是人们长期生活实践的经验总结，需要通过一定的学习和训练才能获得。有意识地把每一次交往作为锻炼自己社交能力的机会，时时自我监督与约束，从社会实践中学习与锻炼，只有通过实践，我们才能加深对礼仪的了解，强化对它的印象，并在实践中不断改进、积累，提高自己的文明素养。

2. 循序渐进，养成习惯　学习礼仪应从与自己生活最密切的地方开始，循序渐进，反复体验和运用礼仪规范，直至掌握为止。

3. 多头并进，综合提高　礼仪是教养、风度和品质的综合反映，故广泛摄取各种文化知识，既是加强自身修养的需要，也是人际交往的要求。

学习小结

通过本章的学习，学生们能了解礼仪的起源和发展；掌握礼仪的概念、基本原则和功能；懂得在新的医护模式下护理礼仪的重要性，自觉在日常生活、学习、工作中加以运用、学习和提高。

复习思考题

1. 礼仪的含义是什么？
2. 礼仪应遵循哪些原则？
3. 如何做一名受人尊敬的护士？

第二章　日常交往礼仪

1. 掌握　日常交往礼仪中称谓礼仪、介绍礼仪、微笑礼仪、握手礼仪的正确行礼方法及注意事项；乘车礼仪中轿车和出租车礼仪以及上下楼梯、进出电梯的礼仪。

2. 熟悉　名片礼仪的使用以及行走礼仪。

3. 了解　致意礼仪的行礼方法。

马克思认为，个体人是一个社会的人，人的社会属性决定了每个人都要通过在社会之中与人交往才能更好地发挥其主观能动性，实现个人价值。人存在于社会之中，就需要与人交往。日常交往礼仪涉及工作生活的各个方面，掌握必要的日常交往礼仪不仅能提高服务水平和质量，更能赢得他人和社会的尊重，为个人更好地实现自我价值创造条件。

第一节　会面礼仪

会面是人与人交往的第一步，在会面中，得体的礼仪直接体现出个人良好的礼仪修养，给对方留下美好的第一印象，为以后的交往打下良好的基础。常见的会面礼仪有称谓礼仪、介绍礼仪、致意礼仪、握手礼仪以及名片礼仪。

一、称谓礼仪

称谓是指在人际交往中的称呼语，受道德和礼仪的双重约束。在社会交往中，交际双方会面时，得体的称谓会为以后的交往打下良好的基础。

（一）称谓的作用

1. 彰显个人修养，启动交谈　在人际交往中，恰当的称谓能体现自身修养和学识水平，同时称谓有着启动交谈的作用。

2. 缩短交际距离，表示尊重　正确得体的称谓能够很好地传达出对他人的友善和尊重，同时能够取悦对方，拉近彼此间的心理距离，有利于深入交流。

（二）称谓的原则

1. 文明礼貌　礼貌用语是人际交往的基本原则之一，在人际交往中，用尊称来称谓对方，以表示对对方的尊敬，常用的有：您、贵、大、芳、老、高等，例如"贵姓""芳名""高寿""尊姓大名"等。也可用敬称，如"王市长"等。

2. 尊敬原则　在中国几千年的传统文化中，我国人民就有崇大、崇高、崇老的心态，对于同龄人一般称谓"哥哥"或"姐姐"，对于"叔叔"和"伯伯"称呼，首选"伯伯"，但对于女性来说，称谓比实际年龄小一些，对方会更开心。"长幼有序""尊老爱幼"一直是人际交往中重要的原则，打招呼的次序为先长后幼，先女后男。

3. 入乡随俗　称呼要遵从对方的民族、文化和传统，在不同的场合使用不同的称呼，并且要考虑尊重个人和当地的风俗习惯。

4. 恰当原则　根据会面场合、双方关系以及对方的年龄、身份、地位等选择恰当的称谓。比如对理发师、司机等可以称为"师傅"，但是对医生、教师、干部等称为"师傅"就不合适。

（三）称谓的方式

1. 泛尊称　即一般社交中都可以使用的通称，如对已婚女子称为夫人、太太或女士；对未婚女子称为小姐；对婚姻状况不太清楚者称为女士或小姐；对于男士称为先生。在国内有"同志""同学"及"战友"等通称。

2. 姓名称谓　即称呼一个人名字或姓氏。一般来说，指名道姓地称呼对方是不礼貌的。称呼中可以省去姓氏，直呼其名；或者在姓氏前加"大、小、老"等前缀，如"老李""小陈"，一般用于工作岗位或日常生活中。

3. 行政职务称谓　以他人的行政职务来称呼，如"护士长""主任"等，也可以在称呼前面加上姓氏。

4. 专业职称称谓　根据他人的职称来称呼，如"教授""工程师"等，也可以在称呼前面加上姓氏。

5. 行业称谓　称呼某些特定职业的人，可以直接称呼对方的职业，如"老师""护士""律师"等，也可以在职业前加上姓氏。

6. 学术头衔称谓　根据他人在专业上的成就来称呼，如"博士""院士"等；也可以加上姓氏，如"王博士""李院士"等；还可以加上他们所从事的行业，如"医学博士""法学硕士"等。

7. 亲属称谓　用于非亲属之间，为表达对对方的尊敬和热情时使用，如"王奶奶""张姐""张阿姨"等，一般用于非正式场合。

（四）称谓的禁忌

1. 无称谓　不称呼对方，直接开始交谈。

2. 替代性称谓　用其他语言符号来代替常规性称呼，如对住在 4 号病床的病人称为"4床"。公共场合禁用绰号来代替姓名，如"鼻涕虫儿"等。

3. 错误性称谓　通常有：①误读即念错被称谓的名字；②误会即对对方的年纪或辈分、性别、婚否做出了错误的判断，如将未婚女子称为"夫人"。

4. 误会性称谓　因为风俗习惯不同，有些称呼容易引起误会，比如"同志"在中国港澳地区意味着"同性恋者"；"爱人"在国外意味着"第三者"。对于此类称呼在使用时要慎重。

5. 不敬性称谓　如对年纪大的人称为"老头子""老太婆"等。

6. 正式场合称谓禁忌　禁忌称呼简化，如"张科"等；禁忌称呼他人绰号；禁忌称呼私人关系，如"哥们儿"等。

二、介绍礼仪

在人际交往中，经常要接触和结交新的交往对象，介绍是一种最基本、最常见的沟通方式，特别是人与人之间的初次交往中，得体介绍显得尤为重要。从社交的礼仪来看，介绍分为两大基本类型：①介绍自己，即自我介绍；②介绍他人，即替别人做介绍。

（一）自我介绍

自我介绍就是在社交场合，把自己介绍给他人，是自我认知的过程，也是人际交往中展现自我的一种技巧和艺术。在不同场合，遇见对方不认识自己，而自己又有意识要与其相识，当场没有他人从中介绍时，往往需要自我介绍。

1. 自我介绍类型　自我介绍可分为以下几种类型：

（1）主动性自我介绍：用于社交活动中，想认识某人，却无人引荐时，自己将自己介绍给对方。

（2）被动性自我介绍：用于应他人要求，将自己某些方面的具体情况介绍给对方。

2. 自我介绍方式　根据场合、环境的不同，自我介绍的方式主要有以下几种：

（1）应酬式自我介绍：适用于一般性的社交场合或一些公共场合。这种自我介绍方式往往只包括敬语和姓名即可，如"您好，我叫王芳"。

（2）工作式自我介绍：适用于公务往来之间的介绍。介绍内容一般包括敬语、姓名、单位或部门、职务或从事的具体工作三项，如"您好，我叫王芳，是您的责任护士"。

（3）交流式自我介绍：适用于社交活动中希望对方与自己进一步沟通时的自我介绍。介绍内容一般包括敬语、姓名、单位、部门、职务和特点，如"您好！我叫王芳，我是某医科大学护理学院2003级毕业生，现在某医院工作，我喜欢旅游"。

（4）礼仪式自我介绍：适用于讲座、报告、庆典等正规的场合，是一种对交际对象表示友好、尊敬的自我介绍。介绍内容一般包括敬语、姓名、单位、机关、学历、爱好、特长和敬辞，如"大家好！我叫王芳，出生于上海，在某大学护理学院先后完成护理本科和硕士研究生的学习，目前担任某医院的护理部主任，我爱好旅游和游泳，能有机会和各位相识是一种缘分，借此之际，谨代表我院护理部热烈欢迎各位来宾莅临指导，谢谢大家的支持"！

（5）问答式自我介绍：适用于应试、应聘和公务交往，针对对方提出的问题，做出自己的回答。

3. 自我介绍的注意事项

（1）注意自我介绍的时机：最好选择对方有兴趣、情绪好、有需求之时。

（2）自我介绍力求简洁：一般控制在半分钟至一分钟之内。

（3）内容真实：不可夸大其词，自吹自擂。

（4）仪态得体：态度自然，充满信心和勇气，先向对方点头或微笑致意，得到回应后再向对方介绍自己。正式场合男士可稍欠身以示尊敬。

（二）介绍他人

介绍他人，即在人际交往中通过第三者为互不认识的双方引荐、介绍的一种方式。为他人做介绍的人一般由社交活动的东道主、长者、家庭聚会的女主人、公务活动中的公关人员或接待人员等担任。

1. 介绍他人的顺序
标准的做法是尊者居后，也就是说尊者有优先了解对方的权利，这里的尊者包括女士、长者、位尊者等。如将男士介绍给女士；将年轻者介绍给年老者；将地位低者介绍给地位高者；将主人介绍给客人；将未婚者介绍给已婚者；将家庭成员介绍给来访者；把个人介绍给团体；把非官方人士介绍给官方人士；把本国同事介绍给外籍同事等。

2. 介绍他人的方式

（1）标准式：适用于正式场合。介绍内容以双方的姓名、单位、职务等为主，如"请允许我来介绍一下，这位是某医院的王芳护士长，这位是某医院的某主任"。

（2）简介式：适用于一般社交场合。介绍内容以双方姓名或双方姓氏为主，如"我来介绍一下，这位是甲医院的小王，这位是乙医院的老刘，你们认识一下吧"。

（3）强调式：适用于各类社交场合。介绍内容包括被介绍者的姓名和强调某些事项或特殊的关系，如"王芳护士长您好，这位是我的老师，现在住在贵病区，请多关照"。

（4）引荐式：适用于普通社交场合。介绍者只需要将双方引导到一起，不需要介绍实质性的内容，如"欢迎大家一起来参加这个项目，现在请你们自己介绍一下吧"。

（5）推荐式：多适用于比较正规的场合。介绍者有意将一方介绍给另一方，会特意强调前者的优点，如"王护士长，这位是新来的护士小张，她的英语水平很好"。

3. 介绍他人的注意事项

（1）当被介绍者双方地位、身份大致相当时，应先介绍人数较少的一方。

（2）若一方人数较多，可采取笼统的方式进行介绍，如"他们是我的同学"。

（3）若被介绍的不止两方，则介绍可以按如下顺序：①根据负责人身份介绍；②根据单位规模介绍；③根据单位名称英文字母排序介绍；④根据抵达时间介绍；⑤根据座次顺序介绍；⑥根据距离远近介绍。

（4）介绍者在介绍之前一定要先征求一下被介绍双方的意见。

（5）介绍者介绍时应手臂弯曲，手心朝上，手背朝下，四指并拢，拇指张开指向被介绍的一方，以示礼貌。

（6）在为他人介绍完毕后，不能立刻走开，应稍停片刻，引导双方交谈后再离开。

三、致意礼仪

致意是日常交往中常见的一种见面礼，即通常所说的打招呼。常见的致意方式有点头礼、挥手礼、欠身礼、举手礼、注目礼、鞠躬礼、叩头礼、握手礼、吻手礼、拥抱礼、脱帽礼、合十礼等多种形式。

（一）日常交往常见的致意方式

1. 问候致意 问候又称问好、打招呼。问候是交谈的开始，是人们相见时用语言向对方表示致意的一种方式，也是促进情感交流的最直接的方式。问候时：①位低者向位高者问候，如学生向老师问候，护生向护士长问候；②年幼者向年长者问候，如两个职位相当的同事之间，通常应该年幼者先问候年长者。问候应当主动、自然、专注、热情，不同情境下使用不同的问候语，如初次见面说"您好！很高兴认识您"；认识的朋友见面说"您好吗？好久不见"。

2. 点头致意 又称额首礼，稍微向下低一下头表示向对方打招呼，同时面带笑容，不宜反复点头或点头幅度过大。用于：①公共场所遇到上级领导或长辈等不宜主动握手时；②相交不深或不认识的两人见面；③不方便或无须握手的场合。

3. 微笑致意 注视对方，在对方目视自己的时候轻轻一笑，向对方表示问好。微笑致意是使用范围最广的一种致意方式，常用于不相识的人初次见面或同一场合反复见面的老朋友。

4. 欠身致意 无论是坐着还是站着的时候，致意者在目视对方的同时，身体的上部微微向前倾斜，表示对对方的恭敬之意。

5. 挥手致意 有挥手打招呼和告别之意。致意者身体直立，目视对方，伸出右臂，伸开手掌，掌心向前，指尖向上，轻轻摆动。

6. 脱帽致意 略微向前欠身，脱下帽子，将帽子放在与肩平行的高度，向对方行礼，这是从西方国家演变来的礼节。在参加重要集会、奏国歌、升国旗时，应该脱帽及行注目礼；公共场合遇见熟人、与人交谈或行其他见面礼时，也应脱帽致意。

7. 鞠躬致意 脱帽，身体直立，两眼平视，双手下垂，身体适当前倾，双手随着身体向下弯曲逐渐朝膝盖方向下垂。男士双手自然下垂，放于两侧裤线处，女士搭放在腹前。常用于：①下级对上级、学生对老师；②领奖人领受奖品时；③服务人员迎宾客；④演员向观众致谢；⑤追悼会上与逝者告别。

（二）致意礼仪的基本原则

1. 年轻者先向年长者致意。

2. 下级先向上级致意。

3. 无长幼尊卑之分时，男士先向女士致意。

（三）致意礼仪的注意事项

1. 不同的致意礼仪使用于不同的场合 挥手致意一般用于远距离的熟人打招呼。点头致意多用于会场、剧院、图书馆等不适合交谈的场合。

2. 把握适当的时间 一般情况下，会面时即可致意。若对方正忙，则可等其告一段落时，再上前致意。

3. 掌握适当的距离 站在离对方 2~5m 为宜，最好站在对方的正面。

4. 体现真诚的态度 致意时应认认真真，遇到对方向自己致意时，应给予相应的方式回礼。

四、握手礼仪

握手礼起源于原始社会，当时人们用来防身和狩猎的主要武器就是棍棒和石块。由于环境险恶，即使在与人交往时，手上也经常带有石块和木棒等防身。如果交往双方并无恶意，为表示友好，双方就放下手中的东西，伸开双手让对方抚摸掌心说明自己没带武器。后来，这种表达亲善友好的方式就演变成今天的握手礼。握手礼是当今各国最通用的、最有表现力的礼节。

（一）握手的场合

握手适用于见面或告别、庆祝或慰问、表示尊重及一些必要的公务应酬场合。

（二）握手的方式

1. 一般式握手 伸出右手，手掌与地面垂直，拇指与其他四指自然分开，其余四指并拢，掌心微凹，上身略前倾，头微低，手掌和手指全面接触对方右手，稍微用力一握，可上下轻晃 2~3 下，维持 1~3 秒。

2. 手套式握手 又称外交家握手。双手握住对方，多次抖动，传达热情情绪。

（三）握手伸手的顺序

1. 一般遵循"尊者先伸手"的基本原则 公务场合伸手先后取决于职位、身份；社交、休闲场合伸手先后取决于年龄、辈分等。

2. 上下级之间 上级先伸手。

3. 男女之间 男方要等女方伸手之后才能伸手。

4. 宾主之间 主人应先向客人伸手。

5. 长幼之间 年幼的要等年长者先伸手。

6. 先来后到之间 先来者先伸手。

7. 平级之间 不分先后。

（四）握手的注意事项

1. 握手姿势　与人握手应起身站立，在距其 1m 左右伸出右手与对方相握，不可坐着与人握手。身体稍前欠，不可点头哈腰，亦不可挺胸昂头。

2. 握手力度　握手时轻重适度，可适当用力表示热情友好，以不握痛对方的手为宜。男子与女子握手不可用力太紧。

3. 握手时间　初次见面者控制在 3 秒以内，熟识后握手时间可适当掌握。不可久握异性的手或握手时间过短。

4. 握手神态　态度自然、认真，面带微笑，精力集中。

5. 多人握手　握手顺序应为：先贵宾、老人，后同事、晚辈，先女后男。不可多人交叉握手，也不可越过另一双握着的手与其他人握手。

（五）握手禁忌

1. 不可戴手套与人握手，女士在社交场合的晚礼服手套可除外。
2. 不可用左手与他人握手，尤其是与阿拉伯人、印度人等握手时。
3. 不可面无表情、边吃东西边与人握手。
4. 不可戴墨镜与人握手，患有眼疾或眼部有缺陷者除外。
5. 不可用脏手或有水迹的手与人握手。
6. 男士不可戴帽子与人握手。
7. 不可在厕所内握手。
8. 不可握手之后立刻擦拭自己手掌。

知识拓展

不同国家握手的差异

1. 美国人第一次见面不一定与人握手，多是微笑着打招呼。
2. 日本男人第一次见面，一般是一边握手，一边鞠躬；日本女子只行鞠躬礼。
3. 英国人平时很少与人握手。
4. 法国人握手礼使用比较多。
5. 德国人一般一天之内只握一次手，太多的握手会让他们感到不安。

五、名片礼仪

名片是用来介绍自己、结交他人、保持联系的一种工具，是一张经过精心设计、涵盖个人身份信息的形象牌，起着保持联络和介绍身份的双重作用。

（一）名片规格

国际通用规格为 10cm×6cm，宜选用庄重朴素的颜色如白色、米色、淡蓝色、浅灰色等。一般内容包括本人姓名、职位或职称、所属的单位或部门及联系方式。如无需要，名片不可制作过大。

（二）名片的使用

1. 名片递送 递送名片可在交谈开始前，交谈融洽或交谈结束时。递送时使用双手或右手持名片，目光正视对方，头略低，将名片正面面向对方。递送名片时，口头表示"请多关照""保持联系"等。递名片的顺序为：由近及远，先尊后卑。

2. 名片接收 接收名片应用双手或右手。接过他人名片之后，应认真默读一遍，以示尊敬，然后口头道谢，回赠自己名片。接过他人名片后不可随意摆放，应精心存放在专门存放名片的地点。

3. 名片索要 根据不同的对象可以使用不同的方法。一般有三种方法：①需要向不熟悉的对方索要名片时，可以用交换法，如"您好，能否交换一下名片"；②需要向上级或长辈索要名片时，可以用谦虚法，如"方便留张名片吗？以后可以向您请教"；③向平辈或晚辈索要名片可用联系法，如"以后怎么和你联系"。

4. 拒绝名片索要 当对方向自己索要名片时，不可直接拒绝，应婉转告知"对不起，我的名片用完了"或"对不起，我忘记带了"等。

（三）名片礼仪的注意事项

1. 参加商务活动时，名片要准备充分，一般放在衬衫左侧口袋或西装的内侧口袋，也可放在专门存放名片的包里，不要放在裤子口袋里。

2. 递送名片时不可用左手递送名片，不可将名片背面面向对方或颠倒名片。

3. 递送名片时，应由近及远或由身份高者至身份低者。交换名片时，应身份低者先把名片交给身份高者，再由后者回赠。

4. 交换名片时若自己没带名片或名片用完，应向对方致歉，并说明理由。

第二节　交谈礼仪

交谈是人们传递信息和情感，增进彼此了解和友谊的一种方式。在人们的日常交往中，交谈是最主要的沟通方式，但要在交谈中把话说好却不是轻而易举的事。本节主要对交谈的定义、特点、基本类型以及交谈中的基本要求、礼貌用语、技巧与禁忌加以介绍。

一、交谈的定义和特点

交谈是语言沟通的主要形式，是以口头语言为载体的信息传递方式。交谈可以传递信息、沟通思想。交谈有以下特点。

1. 随机性 交谈对场所没有特殊要求，随时随地都可以开展。

2. 互动性 交谈可以是以一人为主的交谈，也可以是大家共同参与探讨的交谈，具有说者与听者角色互换和相互影响的特点。

3. 反馈性 听者与说者有着相互反馈的过程。

4. 广泛性 交谈是人们日常生活和工作中最常用的交际手段。

二、交谈的基本类型

1. 个别交谈和小组交谈。

2. 面对面交谈和非面对面交谈。

3. 一般性交谈和治疗性交谈。

三、交谈的基本要求

1. 准确流畅 语句停顿准确，思路清晰，尽量不用书面语或专业术语。

2. 委婉表达 对一些只可意会不可言传或人们回避忌讳的事情，不要直接陈述，用委婉、含蓄的话去说。先表扬后批评，显得易于接受。

3. 掌握分寸 谈话注意场合与时间，注意对方情绪，不要冷落他人，不要过分卖弄自己。

4. 幽默风趣 幽默可以化解尴尬局面，增强语言的感染力。当谈话过程中有不和谐的地方时，需要交谈者随机应变，幽默机智地消除障碍。

5. 注意自身声音 交谈中要注意调整音调、音量、语速。交谈中应根据谈话内容，适当调整音调的高低，给人抑扬顿挫的感觉；另外要根据听者的距离远近来调节自己音量，达到最合适的状态。控制说话的语速，在主要的语句上放慢速度以示强调，吸引听众。

四、交谈中的礼貌用语

礼貌用语是人类文明的标志，礼貌用语的基本内容为 10 个字："请""你好""谢谢""对不起""再见"。日常社交中的礼貌用语归结起来可分为以下几类。

1. 问候用语 例如"您好""各位好""早上好"等之类的话语。

2. 欢迎用语 例如"欢迎光临""欢迎再次光临"等之类的话语。

3. 送别用语 例如"再见""慢走""回见"等之类的话语。

4. 请托用语 例如"请稍候""请您帮我个忙""拜托为这个女士让个座位"等之类的话语。

5. 致谢用语 例如"谢谢""让您费心了"等之类的话语。

6. 征询用语 例如"我能为您做点什么呢""您是不是先来试一试"等之类的话语。

7. 应答用语 例如"很高兴能为您服务""好的，我明白了"等之类的话语。

8. 赞赏用语　例如"太好了""您真有眼光""承蒙夸奖，真是不敢当"等之类的话语。

9. 祝贺用语　例如"生日快乐""活动顺利""一帆风顺"等之类的话语。

10. 推脱用语　例如"您可以到对面的商场去看一看""很抱歉不能接受您的邀请"等之类的话语。

11. 道歉用语　"对不起""请原谅""失敬了""真的过意不去"等之类的话语。

五、交谈中的礼仪与技巧

1. 话题的选择　交谈中应该选：①既定的话题或一方已经准备好的话题；②应选择内容文明、格调高雅的话题；③选择轻松的话题，如时装、天气、风土人情等；④选择时尚的话题；⑤选择交谈对象有兴趣的话题。

2. 耐心倾听　耐心倾听别人说话是尊重他人的具体表现。在人际交往中认真、耐心地倾听他人谈话，会增强谈话气氛，融洽相互关系。交谈中的耐心倾听可以从以下几个方面体现。

（1）表示得当：倾听时注意目光交流。

（2）抓住要领：当对方讲到要点时，点头表示赞同，可以激发对方继续讲下去的兴趣。

（3）适时发问：通过提问，可以表示自身对其谈话的兴趣，同时启发对方引出我们感兴趣的话题，引导对方进行更多、更广泛的交谈。

3. 交谈中的提问技巧　交谈提问时一定要看清对象，从对方的年龄、职业、身份、性格、知识水平以及不同的民族背景出发，选择不同的提问方式。若双方是初次交往，则有关对方年龄、收入、婚恋、家庭、健康等涉及个人隐私的话题，不要轻易谈论。

六、交谈中的忌讳

1. 在交谈中一言不发。
2. 在交谈中讲方言或说话不文明。
3. 在交谈中随意打断他人。
4. 在交谈中搬弄是非。
5. 在交谈中油腔滑调或尖酸刻薄。

第三节　公共场所礼仪

公共场所是人们生活不可缺少的组成部分，公共场所礼仪是一个国家和地区文明礼仪的重要窗口，也是一个国家居民整体道德素质水平的体现。文明有序的公共场所礼仪能促进人与人之间的交往和沟通，有利于文化传播，经济发展。本节主要对行走礼仪、乘坐交通工具礼仪以及上下楼梯、出入电梯礼仪进行介绍。

一、公共场所应遵循的礼仪

（一）公共场所的礼仪

1. 在公共场所的大厅（酒店、剧院的休息室、车站的候车室等）不宜逗留过久，等候期间保持安静，不要大声喧哗及嬉闹。

2. 不要妨碍他人通过。

3. 不要手舞足蹈、高声谈笑。

4. 开关房门要轻。

5. 进出公共场所的房间，一般先请长者、女士、来宾进出房间；若出门时遇到对面有人，则应该侧身相让。

（二）排队礼仪

1. 自觉排队，不要起哄、拥挤、插队；不要横穿排好的队伍，如果在不得已的情况下，要先说"对不起"。

2. 遵守顺序，先来后到，依次而行。

3. 排队时应缓步而行，人与人之间保持一定距离，不要紧贴。

4. 银行办理相关业务时，应站在划定的区域按顺序排队，距离办理业务者1米线后等候。

5. 车站等候公共汽车或出租车时应按顺序排队，不要拥挤占座。

6. 餐厅或食堂排队时要有耐心，不要敲击碗筷。

（三）观看演出、比赛

1. 着装适宜，凭票入场。

2. 礼貌入场，对号入座。

3. 保持安静，交谈适度。演出期间不高声交谈。

4. 尊重演员，有序退场。

（四）图书馆、阅览室

1. 进出图书馆保持安静　阅读时不要发出声音，不吃食物，不高声交谈。

2. 借阅有礼　按次序借阅，不要抢占座位，服从工作人员管理，阅毕及时归还。

3. 爱护图书和公物　不私自裁剪图书资料，要爱护桌椅等公物。

（五）就诊礼仪

1. 在门诊看病要遵守秩序，排队就诊。

2. 在就医过程中充分尊重和信任医生，不聚众闹事，应用正确方式解决问题。

3. 在病房就诊应服从工作人员安排，不私自外出。

二、行走礼仪

（一）行走基本规则

1. 遵守交通法规。
2. 行走过程中相互礼让。
3. 爱护道路环境。
4. 路上交谈不妨碍交通。
5. 礼貌问路。

（二）行走礼仪

1. 并行时中央尊于两侧，内侧尊于外侧，应该让客人在路内侧行走，多人并行时，应该让最尊贵的客人在中间行走。

2. 单行行进时前方尊于后方，应该让客人走在前面。当客人对道路不甚了解时，主人应该走在客人右前方半步，并侧身做引导。

三、乘坐交通工具礼仪

（一）乘车原则

在乘车时以礼相待是社会文明的具体体现，是每个人应该遵守的社会行为规范，乘车时应当遵循以下原则。

1. 主动购票，按序乘车
（1）不论是公交车、火车还是飞机，在乘车时均需自觉排队购票，不能随意插队；在乘坐无人售票的公交车时，要主动投币，不得不交或少交。
（2）在候车室，应自觉排队；车到站后，按照先下后上的原则上车。

2. 对号入座，讲究礼仪
（1）对需要乘客对号入座的车，上车后应该根据自己的座位号对号入座；对不需要乘客对号入座的车辆（如公交车、地铁等），应按照上车的先后顺序入座，不可抢座。
（2）在一些正规的场合或涉外场合，应注意上下车的顺序要求。乘坐轿车时，应当请尊者先上车，后下车；乘坐公共交通工具时，通常由位卑者先上车便于寻找座位，后下车便于照顾位尊者。
（3）对于同行、地位身份相等者也应互相礼让。老弱病残孕和带小孩的乘客应先上车，后下车。

3. 遵守公德，安全乘车　乘车时，尤其是乘坐公共交通工具时，必须自觉遵守公共秩序。
（1）先上的乘客应该酌情向车厢内移动，不可堵在门口，以免妨碍后面的乘客上车；遇到老人、病人、残疾人、孕妇或带小孩的乘客应主动起身让座。

（2）乘车时不在车厢内吸烟，不随地吐痰，不乱扔瓜子果皮等垃圾，不与驾驶员谈论，不把手、头等伸出窗外，不携带易燃易爆物品上车，如果携带上车应及时与工作人员联系。

（3）随身物品需按要求放置，不可阻碍通道。携带雨伞应当伞尖朝下，以免误伤他人。

（4）乘车时不要在车厢内打架、斗殴；对他人的冒犯，应当心平气和，以礼相待。

（5）不在车厢内大声喧哗，交谈时要把握分寸，不要涉及他人隐私。

（6）夏天乘车，注意衣着，不穿拖鞋、背心、三角裤乘车。

（二）乘坐轿车的礼仪

1. 轿车的类型及座次排列　在比较正规的场合，乘坐轿车时一定要分清座位的尊卑，并在适合自己身份之处就座。在非正式场合，则不必过分拘泥。

（1）座位礼仪规则可概括为"四尊、三上"："四尊"即长者、客人、领导、女士，此类人应该上座，以表示对对方的尊重；"三上"即方便、安全、尊重。其中"尊重为上"原则最为重要，即必须尊重嘉宾本人对轿车座次的选择，嘉宾坐在那里，即应该认定那里是上座。即使嘉宾不明白座次，坐错了地方，也不要轻易对嘉宾指出或纠正，这就是所谓的"主随客便"。

（2）轿车上座位的尊卑，取决于四个因素：①轿车的驾驶者：主人或领导亲自驾车，上座为副驾驶座，一般以右为尊，以左为卑，前排为上，后排为下；专职司机驾车时，以右为尊，左为卑，后排为上，前排为下；②轿车的类型；③轿车上座次的安全系数；④轿车上嘉宾的本人意愿。

（3）双排五人座轿车：①社交用车时，主人或领导亲自驾车，位次由尊至卑排列顺序是：副驾驶座、后排右座、后排左座、后排中座；②公务用车时，由专职司机驾驶，座位顺序由尊至卑依次为：后排右座、后排左座、后排中座、副驾驶座。

（4）双排六人座轿车：①社交用车时，位次由尊至卑排列顺序是：前排右座、前排中座、后排右座、后排左座、后排中座；②公务用车时，位次由尊至卑排列顺序是：后排右座、后排左座、后排中座、前排右座、前排中座。

（5）三排七人座轿车：①社交用车时，位次由尊至卑排列顺序是：副驾驶座、后排右座、后排左座、后排中座、中排右座、中排左座；②公务用车时，位次由尊至卑排列顺序是：后排右座、后排左座、后排中座、中排右座、中排左座、副驾驶座。

（6）三排九人座轿车：①社交用车时，位次由尊至卑排列顺序是：前排右座、前排中座、中排右座、中排中座、中排左座、后排右座、后排中座、后排左座；②公务用车时，位次由尊至卑排列顺序是：中排右座、中排中座、中排左座、后排右座、后排中座、后排左座、前排右座、前排中座。

（7）多排座轿车：是指四排或四排座以上的大中型轿车，不论谁驾车，均以前排为上，后排为下，以右为尊，以左为卑，并以距离前门的远近，来排定具体座位的尊卑。以一辆六排十七座的中型轿车为例，座次由尊至卑顺序依次为：第二排右座、第二排中座、第二排左座；第三排右座、第三排中座、第三排左座；第四排右座⋯⋯。

（8）吉普车：是一种轻型越野轿车，底盘高，功率大，但是减震功能不佳，后排颠簸得厉害。吉普车大部分是四座车，不论由谁驾驶，吉普车座位由尊至卑顺序依次是：副驾驶座、后排右座、后排左座。

（9）旅行车：旅行车一般以司机后面第一排为上座，后排依次递减。

（10）乘坐出租车的礼仪：①乘坐出租车时，上座为第二排右座，前排副驾驶座位为最次的座位，通常由此位置人员来付费；②要对出租车司机讲礼貌，使用"请""谢谢"等文明用语，不要跟司机过多交谈，以免分散司机注意力，也不可过分催促司机加快车速。

（11）轿车上座次的安全系数：①轿车上后排座位比前排要安全得多，最不安全的座位是前排右座。最安全的座位是驾驶座之后（后排左座）或是后排中座。②当主人亲自驾车时，之所以以副驾驶座为上座，是为了表示与主人同舟共济，表示对主人的尊重。由专人驾驶时，副驾驶座一般由随员坐，多为翻译员、警卫、随员等。故一般情况下，为了安全起见，不应让女士和孩子、尊长坐于专职司机驾驶的轿车的前排座。

（12）其他注意事项：①轿车上女性不宜坐在异性中间；②乘坐主人驾驶的轿车时，不能令前排座位空着。由男士驾驶自己的轿车时，夫人或女友一般应该坐在副驾驶上；③若由主人夫妇开车接送客人夫妇，则男女主人应在驾驶和副驾驶就座，客人夫妇应当坐在后排；④若由主人一人驾车接送其友人夫妇时，其友人之中的男士，应该坐在副驾驶上，与主人相伴，不宜与自己夫人一起坐在后排。若同坐多人，中途前座客人下车后，在后面坐的客人应改坐前座；⑤由专职司机驾车时，在非常重要的场合接待，上座是司机后座。

2. 上下车礼仪

（1）上下车顺序：条件允许，请尊者、女士、来宾先上车，后下车。①公务用车时，在副驾驶座位的人，应先下后上，方便照顾其他来宾；②主人亲自驾车时，主人先下后上，出于对乘客的照顾和尊重，应该后上车，先下车；③乘坐三排七座轿车，一般情况下由主人打开车门后，客人先上车、后下车；④同坐于后排，应请尊长、女士、来宾从右侧车门先上，自己再从左侧车门后上车。下车时，自己先从左侧下，再从车后绕过来帮助对方。若停于闹市，则左侧车门不宜打开，应于右侧车门上下车，以方便易行为原则，上车时里座先上，外座后上，下车时相反；⑤折叠座位上的人应该是最后上车，最先下车，以方便他人；⑥乘坐多排轿车时，通常应以距离车门的远近为序。上车时距离车门最远者先上，其他人由远及近依次而上。下车时，距离车门最近者先下，其他人随后由近及远依次而下。

（2）入座礼仪：①送上司、客人坐轿车外出，应首先为上司或客人打开右侧后门，并以手封顶（用手挡住车门上框），同时提醒上司或客人小心，待其坐好后再关门；②如果和上司坐同一辆车，座位由上司决定，待其坐好后，自己再选位置坐下，但不要坐后排右座；③抵达目的地后，应该先下车，然后绕过车身为上司或客人打开车门，并以手封顶，协助上司或客人下车。对于信奉伊斯兰教的人，不能用手封顶，以免触犯忌讳。

（3）上下车姿势：①上车要采取"背入式"，即将身子背向车厢入座，入座时弯曲身体，让臀部先坐到座位上，双腿并拢提起放入车内，女士穿长裙应该在关上车门前将裙摆抚平；②下车应采取"正出式"，应将身体尽量移近车门，一脚先着地，然后将整个身体移出车外，再踏出另一只脚。若女士穿短裙则应该先双脚着地，再起身出车；若穿低胸服装，应该加一条围巾，或用钱包、手袋等轻轻按在胸前，并尽量保持上身挺直，避免上下车时走光；③乘坐其他交通工具时，坐下后，叉开的双脚不宜宽于肩部。乘坐轿车时，无论上下车，男士都应该为女士打开车门，并以手封顶，保护女士上下车头部不要碰到车顶。

3. 车内礼仪

（1）动作优雅，注意分寸：轿车内空间相对较小，空气流通不畅，在轿车内不要东倒西歪，嬉笑打闹；不可随意脱掉衣衫；与异性保持距离，把握分寸。

（2）注意车内卫生：不在车上吸烟、随手扔垃圾；不能在车上脱鞋袜、换衣服等；不得将脚伸向前方或伸出窗外。

（3）乘车时注意安全：不要与驾驶者交谈；协助老人、女士等上车时，可为其开门、关门、封顶；注意开关门要轻；上下车时注意安全，先看后行。

（三）乘坐公共汽车的礼仪

1. 上车要及时买票，积极配合售票人员检查。

2. 遵守乘车秩序，先上后下，排队上下车。对老、弱、病、残、孕等要予以帮助。

3. 乘车时主动为需要的人让座，与其他乘客友好相处。

4. 下车时，要提前准备，并在车停稳后方可下车。

（四）乘飞机的礼仪

1. 要提前去机场候机。

2. 手提行李不要超重、超大，大件行李要托运。严格遵守不同航班的行李重量限制规定，超重的行李按规定进行价格补偿。需要进行托运的物品不得随身携带。

3. 配合机场工作人员进行安全检查。

4. 登记后对号入座，在飞机上听从工作人员安排，禁止使用移动电话、收音机、游戏机等电子设备。有问题及时寻求乘务员帮助。

5. 停机后，要等飞机完全停稳后，再起立走动或拿取行李。

（五）乘坐火车的礼仪

1. 有序候车，排队上车。乘坐火车要自觉排队检票。火车进站后，站在安全线后等候，等火车停稳后，方可上车。

2. 就座须知。火车上要对号入座，不得抢占座位。火车上座位的尊卑顺序为：靠窗为上、靠边为下；面向前方为上，背向前方为下。

3. 若是乘坐卧铺，则上铺和中铺的旅客不要占用下铺床位太长时间。需要时要征得下铺旅客同意。不可在火车非吸烟区吸烟。

4. 下车前要提前做好准备，以免手忙脚乱。

5. 及时配合工作人员验票。

四、上下楼梯、进出电梯礼仪

（一）上下楼梯礼仪

1. 上下顺序　上楼梯时应该让客人走在前面，下楼梯时应该让客人靠右走在后面。

2. 上下楼梯陪同礼仪

（1）客人认路时：客人在前，陪同人员在客人左后方1~1.5m处。

（2）客人不认路时：陪同人员在客人左前方1~1.5m处，身体侧向客人，左手引导方向。

3. 上下楼梯注意事项　①靠右单行，不应多人并排行走；②尽量减少交谈，与前后人员保持距离；③若携带较多物品，应等人少时再行，减少安全隐患。

（二）进出电梯礼仪

1. 出入顺序　依次进出，不要强行。

2. 与客人或领导同乘电梯　若有人在电梯内值守，则陪同人员应后进后出；若电梯内无人值守，则陪同人员应先进先出，便于控制按钮，为领导或客人服务。

3. 电梯内占位　当电梯内人数很多时，应当依次面门而立；若电梯内人数少，可让客人或领导站在里侧面向门站立，自己站在控制面板处，侧身与客人或领导成45°角站立。

4. 出入电梯注意事项　①当电梯要关门时，不要扒门或强行进入；②当电梯在升降途中因故暂停时，要耐心等候，不要冒险攀爬；③电梯内严禁吸烟、吃东西。

学习小结

日常交往礼仪是人们在日常生活、工作和交往中应当遵循的行为规范。常用的礼仪有称谓礼仪、介绍礼仪、致意礼仪、握手礼仪以及名片礼仪、交谈礼仪等，各自有其正确的行礼方法和注意事项。行走及乘车、上下楼梯、出入电梯等也有不同的礼仪要求。学生应该掌握日常生活中常用的交往礼仪，并在实践中不断提升自己的人文素质和交际能力，为将来建立良好的人际关系打下基础。

复习思考题

1. 握手礼仪的注意事项有哪些？

2. 名片礼仪的注意事项有哪些？

3. 乘坐轿车的座位礼仪规则有哪些？

第三章 护理人员的仪容仪表礼仪

学习目的

1. 掌握 护士仪容仪表的基本原则；护士仪容修饰的具体要求；护理表情的基本原则和注意事项。
2. 熟悉 面部、头发的保养知识，肢体的修饰要求。
3. 了解 皮肤性质的分类；脸型与发型的选择。

仪容仪表在个人整体礼仪中占有非常重要的地位，能传达出最直接、最生动的第一印象，因此，注重个人的仪容仪表礼仪至关重要。得体、健康的仪容不仅能给人以信赖的印象，同时还体现了个体对于他人及社会的尊重。社会及公众对护士仪容的期许与赞誉是用"白衣天使"这一美好形象来表述的，她形象地表达了社会所赋予护士职业的特殊内涵——圣洁仁爱、拯救与维护人类身心健康。在护患沟通交流中，护士整洁美观、端庄大方的仪容会赢得患者良好的首因效应，为护患关系的建立创造良好的基础；护士亲切的微笑、真诚的目光会为患者创造友善安全、和谐温馨的氛围；护士充满自信、积极乐观的仪容仪表能使患者获得良好的精神慰藉，唤起患者对美好生活的向往。因此，护理人员应学会如何塑造自身良好的仪容仪表，它既是一门科学，更是一项艺术。

第一节 面部修饰礼仪

古人云："人身之有面，犹室之有门，人未入室，先见其门。"面部，又称面容、面孔。它是指人头部的前面，自上而下包括额头、眉毛、眼睛、鼻子、嘴巴、下巴。在护理活动中，患者首先是通过双眼望见的"面部"特征开始认识护士的。在最初的交往中，它给人的第一视觉印象会使患者形成一种特殊的心理定式和情绪定势。患者往往通过面部特征来判断护士的学识、技能和个性等，有时甚至比护士的文凭、证明书、介绍信等的作用更直观、更形象、更能产生直接效果。因此，护士在服务患者时，应保持端正健康的面容，并进行适当规范的修饰。

一、面部的保养

面部皮肤犹如一面镜子，可反映人的健康状况。由于受先天和后天种种因素的影响，每个人的皮肤或多或少存在一些问题，故在日常生活中应根据自身皮肤的特点进行必要的每日保养和护理，才能保持健康和美丽。

（一）皮肤的性质

皮肤的性质可以分为中性、干性、油性和混合性四种，但在单一个体上，没有绝对的皮肤性质，往往以混合性的肤质比较多见。

1. 中性皮肤　这种皮肤光亮、润滑、纹理细腻，是理想的皮肤，用 pH 试纸测试皮肤的 pH 值为 5～5.6。早晨起床时，用手触摸皮肤，感觉平滑的为中性皮肤。

2. 干性皮肤　这种皮肤无光泽、易脱屑、易干裂，用 pH 试纸测试皮肤的 pH 值为 4.5～5。早晨起床时，用手触摸皮肤，感觉粗糙的为干性皮肤。

3. 油性皮肤　这种皮肤光亮，但纹理较粗，毛孔较大，易生粉刺，用 pH 试纸测试皮肤的 pH 值为 5.6～6.6。早晨起床时，用手触摸皮肤，感觉油腻的为油性皮肤。

4. 混合性皮肤　这种皮肤是指面部"T"区（额头及鼻翼）为油性，其余为中性的一种特殊的面部皮肤类型，纸巾测试多油点和少油点各半。

（二）皮肤的保养

面部皮肤完全没有遮挡地暴露在空气中，容易受到日光、风沙、粉尘及其他污染物的侵害。为使皮肤保持光洁滋润，应做好以下几点。

1. 及时补充水分　体内缺水是皮肤干燥粗糙的一个重要原因。每天保证 2000mL 左右水分的摄入，包括饮水和富含水分的食物。尤其是干性皮肤，更应注重水分的补充，做好皮肤的防护，多涂油性护肤品，减少水分的蒸发。

2. 做好皮肤的清洁和防护　脸部皮肤和人体的其他器官一样，每日进行着新陈代谢。"大扫除，小扫除，吃饭喝水穿衣服"这一句话充分概括了皮肤的清洁和防护工作。

（1）洁面：面部清洁既可清除污垢，又可使皮肤得到放松、休息，可以调节皮肤的 pH 值，同时也为皮肤护理做好准备，所以洁面在皮肤保养中非常重要。首先要根据自己的皮肤类型选择适合的洗面奶，将适量的洗面奶置于掌心，双手搓摩后涂于额部、双颊、鼻尖及下颏部，并用双手美容指（中指和无名指）指腹将其均匀抹开，然后由上向下清洁面部。具体步骤是：双手美容指从额部中央向两侧打圈至太阳穴；从太阳穴向下绕眼眶打大圈，也可沿着眼眶来回打圈；沿鼻梁上下、两侧搓摩，在两侧鼻翼处反复搓摩；在两颊部由里向外打圈；从下颏中间绕口角抹至人中（人中穴处仅用中指），再返回颏部；双手四指从颈部向上抹至下颌，对颈部进行清洁；用清水洗净面部。

（2）上化妆水：要保持皮肤光滑滋润，除多喝水外，还可以使用化妆水从外部补水。化妆水具有很强的亲肤性，能被皮肤充分吸收，还能平衡皮肤的酸碱值，有效地收缩皮肤毛孔。具体步骤是：根据自己的皮肤性质，选择合适的化妆水；用化妆棉蘸化妆水在面部持续、充分地轻轻拍打，直至皮肤完全吸收。

（3）润肤：根据自身的肤质、季节选择润肤产品，均匀涂抹于整个面部（眼周皮肤除外）；也可根据自己的皮肤问题，选用祛斑或祛痘等有针对性治疗作用的润肤产品。眼部皮肤是人体皮肤最薄的部位，没有皮脂腺和汗腺，而且眼部皮肤比较疏松，应特别保养，选用眼部专用的护肤品——眼霜。使用时，取适量的眼霜于中指指腹，分别点在眼角及眼轮匝肌上，再沿着眼轮匝肌纹理的方向将眼霜抹开，轻轻按摩，直至完全吸收。

（4）防晒：阳光中的紫外线是引起皮肤老化最主要的因素，所以防晒对皮肤护理也是非常重要的。

3. 保证充足的睡眠　晚上十点至凌晨两点被称为是"美容觉"时间，而护士因为职业的原因经常要变换作息时间，从而影响护士的睡眠时间和睡眠质量。护士应学会调整自己的心态和休息时间，保证充分的睡眠，切不可因年轻而忽略了睡眠的补充。

4. 放松身心　护理工作强度大、责任重，护士在职业环境中往往承受着较大的工作压力。因此，在日常生活中，护士应始终保持积极乐观的心态，培养自身健康的人格，合理安排生活和工作，学习缓解压力的途径和方法，保持身心健康。

二、面部的局部修饰

在进行面部整体修饰前，应注重眉、眼、鼻、口等的局部修饰问题，因为这些局部比较醒目，对人的整体形象产生重要影响。

1. 眉部修饰　眉毛虽没有眼睛引人注目，但它绝非可有可无。人们常说"眉清目秀""浓眉大眼""眉开眼笑""横眉冷对"等，均说明眉毛在个体仪容仪表中所占的重要地位。对丁不够美观的眉形，如"倒挂眉""向心眉""离心眉""吊眉""断眉""竖眉"，或眉毛过浓、过稀或过淡等，应采取措施进行修饰。修饰眉形前应确认个人脸型与眉形的相适宜性，扬长避短，注意整体的美观。

2. 眼部修饰　眼睛是心灵的窗户，也是面容生动的关键器官。人们常说的"眉目传情""眼似秋水，眉若远山"，实际上体现了对眉和眼所具有的仪容功能和价值的肯定。护士应注意及时清洗眼部的分泌物，注意眼病的预防和治疗。佩戴眼镜的护士在选择眼镜时首先应考虑眼镜的实用功能，其次应注意眼镜的款式与脸型的协调性。保持镜片的清洁，每日擦拭，以维持护士整洁的职业形象。

3. 耳鼻清洁　耳朵、鼻子均是面容的重要器官。护士应注意耳鼻的清洗，把耳内污垢清除；不要吸鼻子，不要在人前人后掏耳挖鼻；鼻毛、耳毛过长需及时修剪。

4. 口腔保养　因为经常与患者进行近距离接触，护士应注意保持口腔的清洁卫生，避免口腔异味。上班前避免进食葱、蒜、韭菜、香烟、烈酒之类的食品。如因龋齿或胃肠道疾病导致口腔异味者，应积极进行治疗。除了注意保持口腔的清洁外，护士还应保持嘴唇的清洁滋润。男性护士若无特殊宗教信仰或民族习惯，一般不能蓄须，应及时修剃。

5. 脖颈的清洁保养　脖颈与头相连，属于面容的自然延伸部分，也是人体最容易暴露个体年龄的部位，平时应同脸部一样注意保养，避免颈部皮肤过早老化而与面容产生较大的反差。

三、护士化妆

俗话说"三分容貌，七分打扮"。成功的妆容是展示美好职业形象的关键。化妆是一门综合性艺术，具有一定的方法和技巧，在实施过程中应遵循一定的原则和礼仪规范。根据护士的职业特点，进行适度的修饰打扮，目的是为了体现护士得体大方的职业风貌。

（一）简易化妆法

护士工作妆应遵循自然柔和、淡雅得体、扬长避短的原则。基本的化妆程序可以分为七个步骤：洁面、护肤；上粉底；画眼线、涂眼影、刷睫毛；修眉、描眉；画唇线、涂唇彩/唇膏；上腮红；检查。

1. 洁面护肤　见本节"二、面部的保养"。

2. 上粉底　上粉底又叫敷底粉或打底，是以调整面部皮肤颜色为目的的一种基础化妆。通常选用与自身肤色接近的粉底霜或粉底液，用海绵从上到下，由内而外细致涂抹，做到厚薄均匀。注意"T"形部位应着重涂抹，避免色差，尤其不能忘记脖颈部位，避免出现"面具脸"的效果。

3. 眼部的化妆　眼部化妆包括眉毛和眼睛的修饰，眉毛与眼睛的关系就像照片与相框一样，合适的相框会使照片增色。因此，眉毛和眼睛是修饰化妆的重点。眼影的使用可以使眼睛变大、加长，改善浮肿的眼皮，使单眼皮看上去有如双眼皮的效果。

（1）眉毛的修饰：画眉的基本原则是强调眉的自然弧形，倘若眉形不理想，应先用剪刀修剪出自己所要的合适眉形，再用眉钳拔除一些眉形之外杂乱无序的眉毛，再进行描眉。如果修出的自然眉形还嫌不足的话，就需要用化妆术。眉毛化妆的关键是选好眉头、眉峰和眉尾的位置，眉头与内眼角上方平齐，眉峰在眉梢与眉头的外 1/3 处，或是两眼平视时黑眼珠外延的垂直上方，眉尾在同侧鼻翼与外眼角连线的延长线上，比眉头的位置稍高 0.1cm，把三点连接起来，就能描画出一条比较完整的眉毛了。画眉的基本要领就是用眉笔从眉头画到眉梢，眉头要淡，并沿着眉毛生长的方向细细地画，画完后用眉刷均匀地刷好。

（2）画眼线、涂眼影、刷睫毛：眼睛是面容的核心，是化妆修饰的重点。眼部化妆包括眼线和眼影两部分。日常护理工作妆可简单一些，可只画眼线，略去涂眼影的这一步骤，画上眼线，可使眼睛看上去大而有神。眼线的基本画法是紧贴眼睫毛，沿眼睛轮廓，上眼线画全画实，由内眼角朝外眼角方向画，下眼线则从外眼角向内眼角画，并在距内眼角 1/3 处收笔。切忌将上下眼线都画满，构成"熊猫眼"。上睫毛膏时，眼睛稍稍向下看，刷上睫毛时，横拿睫毛刷，从睫毛根部轻轻往外刷；刷下睫毛时，将睫毛刷直拿，利用刷端上睫毛膏，也可不刷下睫毛。

4. 唇部的化妆　唇部是面部最生动的部分，是个性魅力和风采的突出特征。日常生活中，唇彩的颜色应根据季节、服装、肤色以及潮流等因素来选择。标准的唇形应是嘴唇轮廓清晰，下唇略厚于上唇，大小与脸型相宜，嘴角微翘。护士工作妆的唇彩以浅色、透明色、鲜艳度低为宜，能显示出护士健康红润的气色即可。唇部较干燥者在涂唇彩之前可先涂润唇膏滋润，涂完后用纸巾吸去多余的唇彩，并仔细检查牙齿上有无痕迹。

5. 上腮红 上腮红有两个目的：一是为了表现健康的肤色；二是可以帮助矫正脸型。腮红的颜色应与眼影、唇彩属于同一色系，以体现妆面的和谐之美。腮红的使用方法：用腮红刷轻轻沾上适量的腮红，基点是人在微笑时脸部肌肉隆起处，沿这个基点，向四周轻轻匀开，涂抹的范围高不过眉，低不过嘴角，长不到眼长的一半，逐渐过渡，不能有明显的界线。如为圆脸型，腮红涂抹时避免打圈，可由基点向斜上方打；如为长形脸，涂抹时的方向以打圈或横向打为宜；如为国字脸，可用小量腮红在下颌角处打圈，从而起到矫正脸型的作用。

6. 检查 所有程序完成后应对整个妆容进行检查和修补，注意左右位置和浓淡是否对称、整体和局部是否协调，从而使化妆效果更加完美和自然。

（二）化妆中的礼仪原则

1. 避免离奇出众 护士工作妆，重点体现护士爱岗敬业的工作态度和积极向上的工作热情，切忌与护理工作的基本要求相脱离，追求怪异、荒诞、离奇的妆容，或特意化成出格之妆，哗众取宠，否则有损护理职业形象和个人形象。

2. 切忌岗上化妆 化妆应在上班前完成。无论是在护士站、办公室还是其他社交场所化妆都是不合适的。在众目睽睽下化妆不仅有碍于人，还显示对自己的不尊重。如觉得有必要检查或补妆，应在化妆间或休息室等无人场所进行。当众化妆，尤其是有男士在场时化妆，会有有意吸引异性之嫌。

3. 勿残妆示人 护理人员上班时出汗、中午用餐、休息后，容易出现残妆。为避免妆面残缺，应及时自查，一经发现要立刻抽身补妆，切莫长时间让残妆展示人前。否则，将给人一种懒散之感。

4. 不借用他人化妆品 借用他人的化妆品，既不卫生，又不礼貌，应避免之。

5. 切忌议论他人的化妆 化妆是一种私人行为，不要对他人的化妆过多关注，对他人使用的化妆品价格、品牌、化妆要领等不要随意探问。切莫自以为是地对他人的化妆加以评价或非议。

6. 睡前彻底卸妆 无论什么品质的化妆品对皮肤都或多或少有一定程度的损害，不要让化妆品留在脸部过夜。临睡前应进行彻底的洁肤、护肤工作。

第二节 发部修饰礼仪

头发乃人体之冠。自古以来，女性都十分注重头发的梳理、养护，十分注重发型的设计，清爽、飘逸的头发，典雅、别致的发型，在很大程度上为仪容的整体美添光增色。护士的头发修饰是展示护士优雅气质、突出职业魅力的形式之一，因此，护士应懂得头发清洁与保养的知识和技巧。

一、头发的清洁与保养

健康、秀美的头发有赖于平时的保养和护理，应勤于梳理，勤于清洗，勤于养护。

1. 头发的梳理 梳理头发是人们每天必做之事，勤于梳理不仅为了保持头发整齐、光洁，同时还能起到按摩头皮的作用。梳理头发的方法要正确，先将中间的头发从前向后梳理，再将两侧的头发左右分别梳理；每次都从发根慢慢向发梢梳理；梳理时用力要适中，速度宜舒缓，不要用力过猛，以防刺伤头皮，拉断头发。梳理头发时的礼仪：梳子为私人用物，应专人专用，保持清洁，以防传染疾病；梳头时难免会产生断发、头屑，应自行处理，不宜信手乱扔。梳齿不要过密、过尖，质地以硬木或牛角为佳。

2. 头发的清洗 勤洗发是保护头发的重要环节。养成勤洗发的习惯，气温高的季节每天洗发，气温低的季节 2～3 天洗一次。正确的洗头方法是：先将头发理顺、淋湿，再倒上适量的洗发剂，用手指反复轻轻揉搓，先洗头发、再洗头皮，然后用水将洗发剂冲洗干净；根据发质情况使用护发素，使用护发素时，将护发素从发根往发梢处涂抹，避免涂抹至头皮，然后用水将护发素冲洗干净。如头发较脏，可将上述程序重复一次。冲洗后随即用干毛巾擦拭，再用吹风机或自然风吹干即可。

3. 头皮的按摩 没有健康的头皮，就没有健康的头发。经常进行头部按摩是保护头皮、头发的一种好方法。按摩的方法是：伸开十指，手呈弓形，由前额发际线向头顶，再向脑后进行环状揉动，再从两鬓向头顶揉动。如此反复进行，直至头皮有发热、紧缩的感觉。如按摩油性头发，用力要轻，以防过度刺激头皮，使油脂分泌过多。对于干性头发用力可稍重，并适量使用发乳或发油，以使头发光亮润泽。

此外，暴晒、游泳、烫发、染发、吹风等原因都可导致头发不同程度的损伤，使其干枯、变黄、发脆以致脱落。因此，有条件者最好定期焗油护理，以保持发质的秀美、健康。

二、发型的选择

无论是男性还是女性，发型设计都应遵循一个基本原则，即在公开的社交场合中，发型的设计要艺术、时尚，可以突破传统，彰显个性；而上班工作时的发型则要简洁、庄重，不可花里胡哨，恣意张扬。护士的发型，应根据脸型、体型、年龄、发质、气质、工作性质等因素选择自己的发型，做到扬长避短、和谐统一。

1. 发型与脸形的配合 按照中国人的脸形，大致可划分为椭圆形脸（鹅蛋脸）、圆脸、长方脸、三角形脸和菱形脸等。可以借助发型来进行脸型的修饰，做到扬长避短。

椭圆形脸（鹅蛋脸）是东方女性非常推崇的标准脸型，这种脸形适宜各种发型，长发、短发均可。圆脸形看起来有几分稚气，显得天真活泼，发型选择要注意避免圆形线条的过多重复，可尝试将顶部头发梳高，利用头发遮住两侧脸颊，减少脸颊的宽度，增加脸的长度。长方脸是一种富于个性的脸形，但略失女性的阴柔之美，切忌将头发直垂下来，可将头发紧贴于头部，略遮住前额，并让头发适量掩盖下颚的宽度，则能较好地展现女性温柔、细腻的特性。三角形脸又分两种，上窄下宽者称正三角形脸，上宽下窄者称倒三角形脸。正三角形脸应将头部顶端和两侧的头发梳理得十分蓬松，或用发带装饰，达到增加前额宽度的视觉效果；倒三角形脸的特征是下巴较尖、颚颊较宽，适宜多种发型，其修饰要点是注意不要使前额全部暴露。菱形脸的显著特征是颧骨较大，上额及下巴较窄。为掩饰这一缺陷，可采用蓬松的大波浪发型，并让发线侧分，适当增加两侧发量半遮颧骨。

2. 发型与发质的配合　发质因人的先天遗传、后天营养和护理方法等而异。有的黑，有的黄；有的粗硬，有的细软；有的浓密，有的稀疏；大多数人的头发自然竖直，少数人的头发先天卷曲。直而黑的发质不需任何"吹""烫"，就能显得自然朴素、清纯无华，是职业女性的一种理想选择，也可做成各式各样的曲发、卷发。但如发质较硬，只靠吹风难以达到满意的卷曲效果，可先选适量油性烫发剂，再稍微烫一下，使头发略带波浪或略带卷曲。细而软的发质宜剪成俏丽的短发，也适宜留长发，梳成发髻，显出成熟女性的妩媚。粗硬的头发较难造型，一般在发型设计上应尽量简单。

3. 发型与颈部的配合　颈部粗短者宜选择高而短的发型，那种低而长的发型只会使颈部显得更加粗短；颈部细长者可选择及肩的长发，使两侧的头发尽量向外舒展。

4. 发型与体型　人有高矮、胖瘦之分，发型是体型的组成部分，发型选择的好坏对体型有直接影响。体型瘦高者可留长发，波浪式的长发型对瘦高的身材有一定的协调作用；体型矮胖者的整体发势应向上，以亮出颈部，增加身高，不宜留长波浪或长直发等发型。

5. 发型与年龄的配合　发型能反映个体的文化修养、社会地位和精神状态。因此在选择发型时，应重点考虑自身的年龄和职业。比如一头飘逸的披肩长发，长在一位妙龄少女头上，会愈发突显她的妩媚靓丽；而若长在一位年逾六旬的老太太头上，就令人感到不可思议，贻笑大方。老年女性最适合的发型是简单的短发，这种发型使人感到干练利索，富于韵味。职业女性适合梳理丰满、秀美、明快的发型；职业男性不宜长发披肩或梳起发辫，一般情况不允许剃光头，否则给人以古怪的感觉。

6. 发型和服饰的配合　发型与服饰是否搭配在个体的仪容表现中占有重要的地位。以长发型为例，在比较庄重的场合穿礼服时，可低挽发髻，显得端庄、高雅；在运动场合，穿运动服时，可把长发束起，挽成马尾状，显得活泼、洒脱；当你外出旅游或休闲，身着艳丽的丝绸服装时，可用丝带将长发挽起，或用丝巾将长发包起来，会使你顿添神秘色彩，并带有少许异域情调。总之，发型与服饰的搭配可以千变万化，搭配得巧妙可使发型与服饰相得益彰，而搭配得不好反而会弄巧成拙。

三、护士工作发式

护士的工作发式，除了应遵循基本的美发规则外，还应体现护士的职业特点。护士帽，是护士职业的象征，故护士的发式应与护士帽相协调，其总体要求是简洁、方便、美观、自然。

1. 佩戴护士燕帽时的发式　护士在工作中，不能长发披肩，如是长发，应盘起头发或使用网罩，头发要求前不过眉，后不过领，侧不遮耳（图3-1）。短发也不要超过耳下 3cm，不然需盘起或使用网罩。燕帽要戴正戴稳，一般距前额发际 4～5cm，用同色发夹固定于帽后，发夹不得显露于帽子的正面。切忌前额头发高于燕帽，或帽檐压到前额发际。

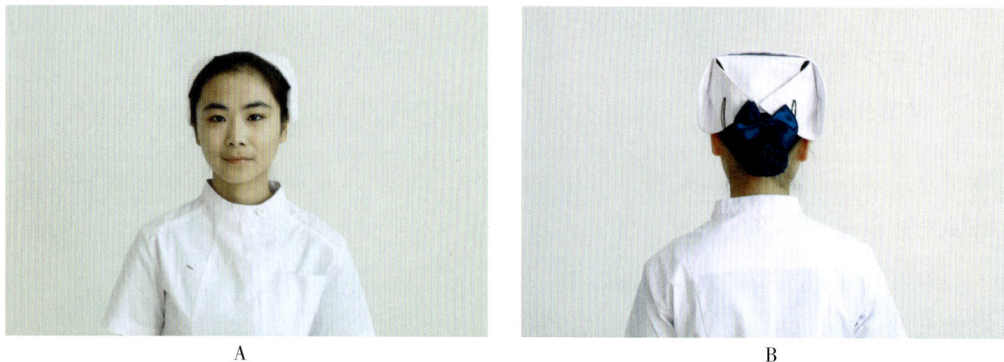

A   B

图 3-1　护士燕帽佩戴法

2. 特殊科室护士的发式要求　在一些无菌要求比较高的特殊科室，如手术室、传染科病房、烧伤病房、ICU 等，要求佩戴圆帽，目的是为了保持无菌和做好保护性隔离。佩戴圆帽时，要求将头发全部罩在圆帽里面，不露发际，不戴发饰；帽缝放于后面，边缘平整，帽顶要饱满（图 3-2）。男性护士一律戴圆帽。

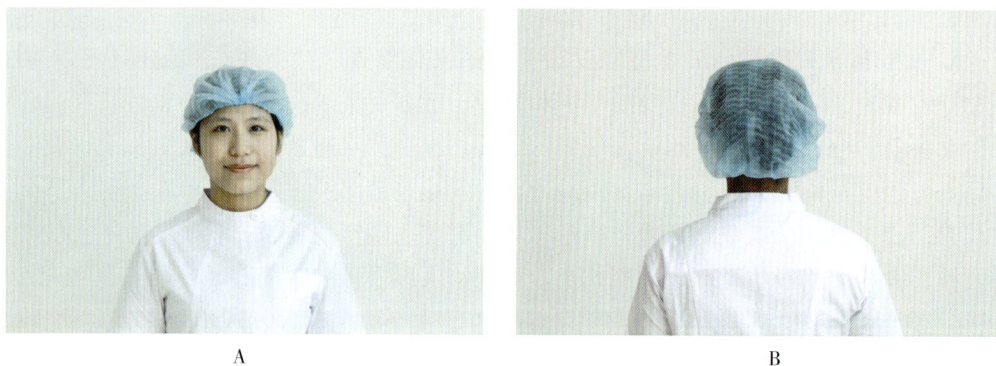

A   B

图 3-2　护士圆帽佩戴法

第三节　肢体修饰礼仪

头面部修饰固然重要，肢体的修饰也同样不可忽视，因此，我们必须规范肢体各个部位的仪容。

一、手、臂的修饰

手、臂常被人们视为每一个服务人员的"第二张名片"，在整个服务过程中始终处于最耀眼的位置。日常护理工作中，手的运用最为频繁，对手臂的修饰有更加严格的要求。

1. 手的清洁与保养 清洁柔软的手能增添患者对护士的好感，因此要做好手部的保养。在工作岗位上，进入和离开病房前、接触清洁物品前和处理污染物品后、无菌操作前后以及接触伤口前后都应按要求进行规范地洗手。由于护士在工作中频繁洗手并接触各种消毒液，故洗完手后应及时涂抹护手霜等，保持手部的滋润柔软。护士不宜留长指甲，不涂彩色指甲油，但应注意指甲的修剪，一般每周修剪一次。应避免在公共场所修剪指甲，更不应有用手撕指甲或用牙咬指甲等失礼失态的行为。

2. 臂的修饰 护理礼仪对肩臂的要求是：在正式的社交活动中，人的手臂，尤其肩部，不宜暴露在衣服之外，即不宜穿着无袖装。女士不宜穿着会使腋毛外露的服装，否则很失礼。在护理工作中，护士更不宜穿着无袖工作装，这是修饰肩臂最重要的一点。

二、下肢的修饰

在人际交往中，人们常说"远看头，近看腿"。腿部在近距离内常为他人所注视，在护士修饰仪容时不可忽视。修饰腿部应注意以下两点。

1. 保持腿脚的清洁 常言道"护士的腿，医生的嘴"，在临床工作中，护士整天在病房巡视，容易腿脚出汗，故上班宜着软底、舒适的工作鞋，勤换袜子。上班时不能穿拖鞋；穿凉鞋不要露脚趾、脚跟。切记不要穿破损有异味的袜子，不要在他人面前脱鞋，更不要脱下袜子抓搔脚部，这些不良习惯均有损护士的个人形象。

2. 下肢的美化 上班时，护士不允许露着小腿，尤其不允许在患者面前露小腿。如着裙装式护士服，应配上肉色或浅色的长筒袜，注意袜子不可有破损。无论是长裤或短裤，袜口不得暴露在裙摆或裤脚之外。如护士腿部汗毛浓密，最好除去，以免失仪。男性护士工作时不宜穿短裤，暴露腿部，应着长工作裤。

第四节　表情神态礼仪

表情是人的面部神态，主要由目光、笑容、面容等组成。表情是在神经系统的控制下，面部肌肉及各种器官所进行的运动、变化，以及面部在外观上所呈现出的某种特定形态。在人际交往中，表情真实地反映了人们的思想、情感、反应等各种复杂的心理活动和变化。人们常说"进门看脸色"，其实就是通过对对方面部表情的观察，判断出对方的内心思想。护士在临床工作中应努力通过自己的表情向患者传达热情、友好、轻松、真诚、自然的情感。

一、护士表情的基本原则

护理工作作为一种特殊的服务行业，有其特定的表情神态。护士表情的亲切、自然、安详，可给患者以安全信赖感，使患者感受到人情的美好，有利于疾病康复，从而促进护患合作。

1. 表现友好 在工作中，护士必须以友好的表情神态先行一步。这一态度，应自然而然地体现在护理人员的个人表情中。例如，当患者刚进入病区时，心情难免焦虑，护士应主动上前，目光温和地看着患者，让患者感觉温暖。

2. 表现真诚　护患关系是一种特殊的人际关系，必须有情感的投入，只有出自真心，发乎诚意，才能让患者感受到表里如一，才会赢得患者的信任和尊重。

3. 表现适时　所谓适时，即无论采取何种表情，都应与周围的环境相适宜。如面对疼痛难忍的患者，护士的表情应充满同情；面对生命垂危的患者，护士的表情应当凝重；对于诊断不明的患者，护士的表情应充满关怀和抚慰。

二、眼神

眼神也称目光，是指人们在进行注视时，眼部所进行的一系列活动，以及在这一过程中所呈现出的神态。眼睛是心灵的窗户，能传达喜、怒、哀、乐等不同的情感，其充分的表现力是其他举止无法比拟的。"眉目传情""暗送秋波"等就是说明目光的表情功能。一个积极向上、乐观开朗的人，他的目光一定坦荡自信；一个内心阴暗、不求上进的人，他的眼神一定游离漂移、胆怯昏暗。眼神是人类信息传递最有效的工具，在个体的全部表情中占有重要的位置。护士与患者进行交流时，除了要不断地运用眼神表达自己的意愿、情感外，还要适当地观察患者的目光，以探测"虚实"。在各种交往中，目光运用是否适当，直接影响护理表情的礼仪。

（一）眼神的作用

从交际功能看，眼神是全身接受非语言交际行为的最主要组成部分，也是可见范围内发出非语言交际信息的最重要部位。

1. 传递信息的作用　不同的眼神传递着不同的含义和信息，而接受信息的一方可以通过观察对方或传达信息的一方眼神或瞳孔的变化，了解所发出的信息的内涵。一般来说，瞳孔扩大往往传达出正面的信息，如表示兴奋、喜欢等。相反，瞳孔缩小则传递出负面的信息，如表示戒备、消极等。此外，还可以通过眼神注意的方向，探测信息发出者的意向，从眼神注意方向中了解他人是镇静还是慌乱，是友善还是敌意。

2. 组织和控制作用　在日常交际中，目光还能起到组织、控制、启发、鼓励的作用，帮助有声语言制造一个有利的交际氛围。以演讲为例，演讲者走上讲台时，可以先不说话，只是用目光环顾四周，这种环视的目光能起到组织和控制的作用，听众会立即安静下来，进入状态。当说得精彩时，如看见听众有点头附和时，演讲者应与该听众进行短暂的目光对视，表示对他的感谢和鼓励。所以，有经验的人会善于运用眼神去驾驭整个交际场景，使整个沟通过程显得井然有序，达到最佳的效果。

3. 反映深层心理作用　目光几乎能反映个体内心的一切情绪波澜。但有些反映深层心理的目光，需要人们在交往中仔细观察和琢磨才能读懂。在护理工作中，如护士发现患者在回答某些问题时目光闪烁不定，应意识到患者是否有什么难言之隐，应通过仔细观察患者的语言、行为等，进一步确定患者的问题或需要。所以，在人际交流中，我们既主张以坦诚的目光表达自己的真诚，又要学会善于解读对方传达的信息，从对方的眼神中挖掘深层心理，从而达到有效地沟通。

（二）眼神的运用

眼神交流在人际沟通中起着重要的作用，护士必须学会运用眼神交流并遵守在眼神交流中的礼仪。护士在不同场合、不同情况下应运用不同的眼神。

1. 注视的部位　护患交往中，目光的注视部位与双方的距离远近及工作内容有关。按照日常礼仪规范，当与他人相处时，可以注视对方的常见部位有：

（1）注视对方的双眼：注视对方的双眼，是为了表示自己对待此次谈话非常专注和重视。如对初次见面的患者，护士应微微点头，行注目礼，表示出尊敬和礼貌；在询问病史时，对于患者的描述可以频频点头，始终保持与患者的目光接触，护士要通过各种目光调整谈话的气氛。长时间回避患者的目光而左顾右盼，是对患者不尊敬的表现。但应当注意，谈话时，护士不应紧紧盯住对方的眼睛，这种逼视的目光是失礼的，会使患者感到尴尬和为难。

（2）注视对方的面部：在与患者进行长时间交流时，可以将对方的整个面部作为注视区域，尽量把目光放虚一些，呈散射状态，环视对方的面部和脖颈以上，同时应当辅以真挚、热情的面部表情。此外，不同的场合和对象，营造的氛围不同，目光所及之处也有差异：①公务型注视，适用于极为正规的场合，即注视对方额头至双眼的部位，表示严肃、认真、主动；②社交性注视，适用于一般的社交场合，注视对方的双眼至唇部，表示友好、亲切、信赖；③亲密型注视，适用于亲人、恋人之间的交往，注视范围为双眼至胸部的位置，表示亲切、友善。

（3）注视对方的全身：双方距离较远时，可以以对方的全身作为注视点。如在站立服务时，往往采取此种方法，但应避免上下来回注视，这是非常失礼的，会让被注视者感到压力，应尽量避免。

（4）注视对方的局部：护士在实际工作中，往往对患者的局部多加注视。如体格检查时注视患者的胸部或腹部、肌内注射时注视患者的臀部、导尿灌肠时注视患者的会阴部等，若对方是异性，难免会让双方感觉不自然。所以在实际工作中，护士自身应表情自然，与患者进行充分的沟通解释，避免尴尬。

2. 注视的角度　注视的角度不同，所传达的信息也不同。护士应掌握针对不同场合、不同对象使用不同的注视角度。常用的注视角度有：

（1）正视对方：在注视他人时，双方身高相似且视线平直，应正视对方的正面，以示尊重，一般运用于与患者交谈时。如护士坐在位置上，当看见患者到来时，应起身相迎并且目光平视，以示尊重。侧身扭头或斜眼注视患者是失礼的表现。

（2）仰视对方：是指在注视他人时，因本人所处的位置较对方低，需要抬头向上以示尊重、信任和期待。

（3）俯视对方：当本人在注视他人时所处的位置较对方高时，需要低头俯看对方，称为俯视。俯视他人，往往给人以压力，带有自大、不屑的意思，一般在交际场合应注意避免使用。但患者卧病在床，护士与患者交往时，往往所处的位置比患者高，采用俯视比较多，需注意眼神的配合，应表示出同情、关切之意。

3. 注视的时间　在交谈过程中，注视对方时间的长短非常重要，一般听者一方应多注意说者一方。

（1）表示友好：注视对方的时间应占全部相处时间的 1/3 左右。

（2）表示重视：为表示关注，注视对方的时间应占全部交往时间的 2/3。如为患者做入院评估、每日评估、听讲座和报告时。

（3）表示轻视：往往意味着对对方不感兴趣或瞧不起，注视对方的时间少于相处时间的 1/3。在交谈中心不在焉，左顾右盼，不正视对方，有时使用斜视，这样的交往很难赢得对方的信任。

此外，在交往中，如交往双方是异性，双方对视的时间不宜超过 10 秒，以免双方尴尬，如必须使用，可以转移一下目光后再开始又一次注视。

4. 注视对方的方式　在社交场合下，注视对方的方式有很多，常见的有直视、凝视、盯视、虚视、扫视、睨视、眯视、环视和他视等。

（1）直视：直接注视交往对象，表示对对方的尊重，适用于各种场合。若交往双方互相直视，则称为对视。对视表明双方都很坦诚、大方。

（2）凝视：凝视是直视的另一种特殊情况，它表明双方都很专注、坦诚。

（3）盯视：目不转睛、长时间地关注对方的某一部位谓之盯视。盯视虽能表示出对对方的关注，但却含有挑衅的意味，应避免多用。

（4）虚视：虚视是相对于凝视的一种直视。它的特点是目光不集中，表现出胆怯、走神、疑虑、疲乏、失意、无聊的意思。

（5）扫视：视线不集中，移来移去，反复打量对方，表示对对方的好奇、不信任，让对方感到不自然。扫视不能多用，尤其不能用于异性。

（6）睨视：斜着眼睛注视对方，表示出对对方的轻视、怀疑，应少用或不用，尤其与人初次交往时，切忌使用。

（7）眯视：看见对方时眯着眼睛注视对方，表示惊奇或看不清楚。此种方式很不美观，如果不是近视障碍，不要采用。

（8）环视：当同时与多人交往时可采用环视，表示自己对在场的所有人和事一视同仁，一样关注。

（9）他视：与人交谈时不注视对方，反而有意或无意地望着别处。他视对方，要么是表现自己的胆怯、害羞、心虚；要么是对对方的厌烦、拒绝，应禁用。

5. 兼顾多方　在护理实际工作时，护士往往同时与多名患者进行交流，如早上进行晨间护理时，或进行健康教育时，应灵活运用自己的目光，对每一位患者都进行适时的注视，即将注视和环视结合运用，配合脸部表情，让每一位患者都感受到护士对他的关爱，体现出护士对待患者一视同仁的态度，营造友好、和谐、轻松、自然的氛围。

总而言之，一个人的目光往往流露出个体内心的情感，为了让目光能正确地表达自己的情感，促进有效沟通，作为一个优秀的护士，不仅要努力提高自身的礼仪修养，同时还应学会通过观察对方的眼神，正确理解对方所表达的意思，调整自己的交往方式，从而达到有效沟通。

三、表情

人脸就像文字一样，充分表达出个体当下的内心活动，即所谓的"写在脸上"。他人可通过观察你的肢体及头部各器官的外在运动形式，感知你此刻的内心活动。法国作家罗曼·罗兰曾经说过"面部表情是多少世纪培养成功的语言，比嘴里讲得更复杂千百倍的语言"。所以，有必要对人的面部表情仪态进行重点分析。

（一）面部表情的种类

面部表情是指人们在社会交往活动中，由外部环境和内心机制的双重作用下引起眼部肌肉、口部肌肉的变化，所表现出来的各种仪态变化。它是实现表情达意、感染他人、传递信息的一种手段。个体面部的表情十分丰富，就嘴巴而言，半张表示神情专注或被感染；大张表示惊讶或感叹；嘴角下撇表示轻视、否定；嘴角上扬表示喜悦、欣赏等。就鼻子而言，上挑表示情绪高昂；斜歪表示气愤、否定；吸气表示诧异；呼气表示心境舒缓、认可。叹气表示泄气、无奈等。就眉毛而言，上挑表示兴奋；下垂表示苦恼；紧锁表示忧愁、严肃；舒展表示舒心、喜悦等。常见不同情绪的面部表情模式见表3-1。

表3-1 不同情绪的面部表情

情绪	面容表情
快乐	眼睛睁大，嘴张开，唇角向后，眉毛上扬
兴奋	眼睛睁大，嘴角微微上扬，眉毛上扬
兴趣	眼睛轻轻一瞥，嘴角向上，鼻孔正常开合，眉毛上扬
严肃	眉毛拉平，注视额头，嘴抿紧或微向下拉
宁静	微笑，眉毛拉平，平视或视角向下，嘴唇闭拢
厌恶	眼睛稍变小伴有眼球转动，皱眉皱鼻，嘴角拉平或向下
悲哀	眼睛部分或全部闭拢，两眉紧簇，嘴角张开扭曲
愤怒	眼睛睁大，眉毛倒竖，嘴角向两侧拉开，下唇充满力感
恐怖	眼睛睁大，眉毛向上，鼻翼扩大，嘴张开

心理学家艾克曼的实验表明，人面部的不同部位在表情上的作用是不同的。例如眼睛对表达忧伤最重要；口部对表达快乐和厌恶最重要；眼睛、嘴唇和前额对表达愤怒情绪都很重要。

（二）微笑

人最美的表情是什么？微笑。微笑是美的象征，是礼貌的表达，是爱心的体现，也是护士职业岗位的一种常规性面部表情，微笑服务更是优质护理不可或缺的重要内容。

1. 微笑的作用 自然真诚的微笑具有多方面的魅力，它虽然无声，却可以表达出高兴、同意、赞许、同情等许多信息。

（1）调节情绪：微笑是一种积极、乐观的情绪。护士在工作岗位上，如能保持微笑面对他人，既可以营造出一种和谐温馨的现场气氛，又可以感染到在场的每一个人，并能够在一定程度上驱散烦恼和忧伤等不良情绪。

（2）取得信任：当双方初次见面时，微笑是最好的名片。微笑的普遍含义是对对方的接纳，表示热情和友善。护士在工作中如能微笑面对每一位患者，可以更容易获取患者的信任，拉近护患之间的关系。

（3）消除隔阂：中国有句古话说"相逢一笑泯恩仇"，说的就是微笑具有化干戈为玉帛的作用。护患交往中，有时难免会产生误会或隔阂，要求护士能微笑面对患者，真诚向患者解释，以消除相互之间的误会或隔阂，增进护患间的感情。

（4）有益身心："笑一笑，十年少"。微笑不仅可以悦人，还可以悦己。有研究证实，经常微笑的人，往往给自己一种心理暗示，并产生积极的反馈，使自己身心愉快。对于一些抑郁症患者，微笑甚至还具有一定的治疗作用。因此，作为临床护士，应懂得运用微笑来感染对方，让患者获得精神和心理上的最大满足。

2. 微笑的训练　练习者对着镜子，口中可发"一"字音，感觉到自己双颊的肌肉微微上提，同时注视自己的双眼，心中想着一些愉快的事情，配合眼神的运用，做到眼里含笑。如此反复练习，直到能随时露出十分自然的微笑表情。如果一个人的嘴角是上扬的，但她的眼神却是冷冰冰的，会给人一种"皮笑肉不笑"的感觉，让人感觉虚情假意，切忌使用。

3. 注意事项　微笑虽说是一种十分简单的表情，但在实际运用中，若使用不当，会导致严重的后果。

（1）注意场合与环境：微笑服务是对护理工作的总体要求，但具体运用中，一定要注意与周围的环境相协调。在下列场合，若护士面带微笑，往往会导致严重的后果：患者的病情突然发生变化时；患者正在忍受剧烈的疼痛时；接待危重患者或抢救患者时；面对生理有缺陷的患者时；患者满面忧伤时；面对丧亲者时。在上述场景中，如护士面露笑意，将会伤及患者或家属的情感，使患者或家属不信任护士，使自己在人际交往中陷于不利位置。

（2）力求表里如一：真正的微笑，应具有十分丰富的内涵，应做到口到、眼到、心到，让患者感受到护士的真诚，体现出护士内心深处的真、善、美，是内心活动的自然流露。

（3）体现一视同仁：微笑是一种爱心的奉献，在对待服务对象时，应做到一视同仁，切忌以个人的好恶"区别对待"，这样不仅会伤害患者的情感，同时也会影响到护士的职业形象。

四、面部表情的禁忌

面部表情作为一种无声的语言，在人际交往中起着举足轻重的作用，不良的面部表情将导致护患交往出现障碍。因此，护士在临床工作中应避免使用高傲、冷若冰霜、嘲讽、厌恶、假笑等不良的面部表情。

1. 高傲　是个体自我优越感的流露，往往由于个体不能正确对待自己的地位、学识、容貌及财产等方面的条件，表现出一种高高在上、目中无人的表情。

2. 冷若冰霜　往往传递不尊重他人的信息。如护士在为患者进行治疗和护理时，面无表情，为治疗而机械地进行各项操作，缺乏操作前的解释和操作后的宣教；对待患者或家属的疑问爱理不理；不拿正眼注视患者或家属；与患者及家属沟通时左顾右盼，心不在焉，这些均会使患者及家属感觉尴尬，有损护士的美好形象，也是失礼的表现。

3. 厌烦　是一种消极的工作态度，常见的表情是低头垂下眼睑，并伴随皱眉的表情，或是茫然地凝视。如对那些老年患者进行健康教育时，由于老年人的记忆力下降，可能刚宣教的内容转眼就已经遗忘，此时千万不可流露出厌烦的表情，否则将导致护患关系的紧张。

总而言之，护士对于患者的面部表情礼仪是以职业道德为基础的，当然也与护士的个人修养有关。在临床工作中，要求护士能理解患者的表情，把握自己的表情，并在不同场合有效控制自己的情绪，为创造和谐稳定的治疗环境而努力。

学习小结

通过本章对于护理人员仪容修饰和仪表练习的学习，学生能识记护理人员仪容修饰和表情礼仪的基本原则和注意事项，能理解护士仪容仪表礼仪在护理工作中的意义，并通过反复的课后练习实践，将护士仪容仪表礼仪运用于实践中。

思考复习题

1. 护士化妆的基本步骤有哪些？化妆中的礼仪原则有哪些？
2. 护理表情的基本原则是什么？
3. 护理人员禁忌的面部表情有哪些？

第四章　护理人员的服饰礼仪

1. **掌握**　男士西装和女士套裙（装）的选择与穿着规范；工作中护士着装的具体要求。
2. **熟悉**　装饰性饰物的使用原则与佩戴方法；护士着装的基本原则。
3. **了解**　便装的选择与搭配技巧；实用性饰物的使用。

服饰是社会发展、进步、不断走向文明的产物，是指人们所穿服装、佩戴饰品的总称，服饰在我们整体形象里占据了重要地位，是仪表的重要组成部分。作为护士，服饰礼仪如同一面镜子，既反映了护士自身的职业形象、个人素养，又映射出医疗卫生事业的精神面貌、规范化管理水平。学习和掌握服饰礼仪，将帮助护士在护理工作中彰显集仪表美、心灵美、技艺美于一体的职业特色。

第一节　正装礼仪

1963 年，日本男用时装协会提出的"TPO"原则，比较准确地概括了着装与环境的关系，因而很快在世界流行并被国际认可，值得我们参考和借鉴。其中"T"即 Time（时间）、"P"即 Place（地点）、"O"即 Occasion（场合）三个词的第一个字母，意思就是指一个人的着装打扮要符合自己所处的时间、地点和场合。

所谓正装礼仪，是指人们在正式场合服装的选择与穿着规范。正式场合，通常指的是在工作期间处理公务和出席正式活动的场合。正式场合的着装应当重点突出"庄重保守，端庄大方"的风格。我们按照性别的不同着重介绍男士西装礼仪和女士套装礼仪。

一、男士西装礼仪

西装是一种国际性服装，在重大的宴会、庆典、会见、谈判等正式场合，男士应自备合体的西装，并掌握着衣配饰的礼仪规范。

（一）西装的款式

1. 按西装的件数　分为套装西装（两件套：上装和下装；三件套：上装、下装、西装背心）和单件西装。

2. 按纽扣的样式 分为单排扣西装（1 粒、2 粒、3 粒）和双排扣西装（2 粒、4 粒、6 粒）。

3. 按照款式风格 可分为欧式、英式、美式和日式四大流派。

4. 按适用的场合 分为正装西装和休闲西装。

（二）西装的选择

在选择西装时，要充分考虑到自己的身高、体型，选择合适的款式。另外，还要注意选择合适的面料与颜色，西装的面料应该挺括、垂感好，一般宜选择全毛料或毛涤混纺制作。在颜色上宜选用黑、蓝、灰等深色调，这样可适用于任何正式场合。

西装的大小应合身。上装的长度应以其下摆垂到手的虎口处，袖口应垂下来到手腕。西裤的大小应以裤子扣好后腰中能塞进一只手，长度以垂下来正好到皮鞋脚面，裤缝直。系西裤的皮带应以黑色、庄重、典雅的牛皮皮带为好。

（三）西装的穿着

西装在穿着时，要注意：①单排扣西装在非正式场合可以不扣，以示飘逸的风度，（三粒扣西装）在正式场合中可以扣上面的一粒或两粒扣，第三粒扣通常在任何情况下都不扣；②双排扣在穿着时要全部扣上，坐下时可以解开下面的扣子，以免坐久了衣服会弄皱，但站起来时不要忘记扣好下面的扣子。

西装穿着的正常程序是：①梳理头发；②更换衬衣；③更换西裤；④穿鞋袜；⑤系领带；⑥穿上装；⑦插手帕。西装穿着程序也可以说是一种礼仪规范，不要等穿戴完毕后再梳头、洗漱，可能会把头皮屑、脱落的头发、洗漱用品残留在西装上，极不雅观。

（四）衬衣的选择与穿着

1. 衬衣的选择 在选择衬衣时，其大小以领口的大小为准。面料以棉、毛为主要成分的混纺为佳，既舒适也不易褶皱。颜色以白、黑、灰、蓝、棕、粉等纯色为主，条纹和方格图案也可根据西装颜色适当搭配。领型以方领为宜，扣领、立领、翼领不宜选。特别注意，正装衬衣必须是长袖，国际礼仪中，几乎不存在短袖衬衣。

2. 衬衣的穿着 衬衣穿好后其领子应高出西装领子 1cm 左右，衬衣袖子应长出西装袖口 1.5 ~ 2.5cm 为宜。穿西装时，衬衣应塞进裤腰内，最好不要内穿背心或棉毛衫。穿衬衣打领带时，衬衣最上面的一粒扣子应扣紧，包括袖口上的扣子都要扣好。如不系领带，衬衫最上面的 1 ~ 2 粒扣子可不扣。

（五）领带的选择与系法

1. 领带的选择 领带通常被称作"男士西装的灵魂"。在正式场合下，西装必须搭配领带。领带的面料以毛织、丝质为首选。领带的选色应与衬衫和西装相配，以蓝、灰、棕、黑、紫色等商务色为主，尽量不要选择花色、艳色，也可以考虑与皮带和皮鞋的颜色相一致，以确保全身上下不超过三种颜色。除公务人员（法官、警察、工商、税务等），不选择简易式领带（"一拉得"）。

2. 领带的系法 领带的系法有讲究，一般先扣好衬衣领后，将领带套在衣领外，然后将宽的一片稍稍压在领下，抽拉另一端，领带就自然夹在衣领中间了，而不必把领子翻立起来。领带系好后两端应自然下垂，宽的一片盖住窄的一片，长度以自然下垂的大箭头齐皮带扣处为宜，过长过短都不合适。领带的最重要部位是领结，领结要挺括、端正、饱满，外观呈倒三角形、梯形等不同形状。

（六）西装手帕的装饰

西装手帕一般是插入西装上衣左上袋起装饰性作用。以白色居多，因为衬衣一般都为浅色，但也可以是与衬衣或领带配同色或相近颜色，以起到里外呼应的效果。如米色衬衣可以配米色手帕；粉色领带可以配粉色手帕。

（七）皮鞋和袜子的搭配

1. 皮鞋 西装一定要穿皮鞋，不能穿旅游鞋、便鞋、布鞋或凉鞋。首先，皮鞋的质地要好，以牛皮、羊皮为佳，搭配西装不能穿劣质的人造革皮鞋。其次，在正式场合穿西装，一般穿黑色或咖啡色系皮鞋较为正规，且后跟不要太高。

2. 袜子 西装一定要穿与西裤、皮鞋颜色相同或较深的袜子，一般为黑色或藏青色，材质为棉线或羊毛，绝对不能穿花袜子、尼龙袜、露趾袜、白色袜子。国际礼仪中，西装配白袜子是大忌，被认为是没有教养的男子的典型特征。

（八）西装口袋的运用

西装讲求挺拔，修身美。我们知道，男性可能需要随身携带许多小件物品，如果一个劲地往西装口袋里装，容易使衣服变形，破坏西装的美感，这样既不美观，又有失礼仪。

总体上说，西装的口袋多为装饰袋，尽量不装东西。建议男士将物品装入公文包中，若确有需要随身携带，必须注意以下规范：

上衣胸袋：不可以用来装任何东西，如有必要可将折好花式的手帕插入左胸袋。

上衣口袋：可以装手帕纸、少量零用钱等，以外观看不出为原则。

内侧衣袋：可以装票夹（钱夹）、小记事本、笔、名片等，以外观看不出为原则。

裤袋：不能装物，以求裤型美观。

（九）男士西装禁忌

正式场合，男士着西装必须体现自身的身份和品位。正所谓有所为，有所不为，劣质西装、腰上挂物、不拆袖标、卷起衣袖或裤腿、全身上下超过三种颜色（色系）等原则性错误千万不能犯。

二、女士套装礼仪

女士正式场合的着装通常以职业套装为主，虽然女士套装的礼仪与男士西装礼仪在很多方面是相通的。但女性特有的气质、性格与角色决定了在服装的选择与穿着上相比男士更为丰富多彩。

（一）职业套装的选择

女性选择职业服的一个原则就是要求高雅、整齐、大方、舒适、实用、挺括、不起皱。

1. 面料 女子套裙面料选择的余地要比男子西装大得多，宜选纯毛面料（薄花呢、人字呢、华达呢、凡尔丁、法兰绒）、府绸、亚麻、毛涤、化纤等，不同的季节选用不同的面料，但一般不选皮质面料。

2. 颜色 与男士西装不同，女子套裙不一定非要深色。藏青、炭黑、浅灰、宝蓝、青绿、奶黄、粉紫等皆可，且不受单一色限制，可上浅下深、下浅上深。但需要注意的是，全身颜色不应超过三种，切忌选用大红大绿或太亮刺眼的颜色。以体现着装者典雅、端庄、稳重的气质。

3. 图案 朴素简洁，平纹、格子、圆点、条纹等都可选择。

（二）职业套装的穿法

套装可以是裙装，也可以是裤装。大小长短要适度，俗话说：裙短不雅，裙长无神。上衣最短齐腰，裙子可达小腿中部，袖长刚好盖住手腕，裤长适当；整体不过于肥大或紧身。穿着到位，衣扣要全部扣好，不允许随便脱掉上衣或解开纽扣。女士要根据套装款式的不同协调妆饰。高雅的穿着打扮，讲究着装、化妆和佩饰风格的统一，可以通过丝巾、胸花等对服装进行点缀，但不宜添加过多，以免琐碎、杂乱、有失稳重。

（三）衬衫的选择与穿着

女士衬衫面料应轻薄、柔软、不透，宜真丝、麻纱、府绸、罗布、涤棉；颜色应雅致端庄，宜白色、浅蓝或淡黄等清爽不鲜艳，若有图案应规则，各种领型皆可。穿着衬衫时下摆平整掖入裙内，系好纽扣。作为套裙搭配的衬衫在公共场合不能直接外穿。

（四）内衣和衬裙的搭配

内衣和衬裙不外露、不外透，颜色与服装尽量一致，外深内浅。

（五）鞋袜的选择与穿着

在选择套装时，选择与套装相配的皮鞋，颜色上下呼应，产生整体美感。套裙不能配露脚趾的凉鞋、拖鞋等。鞋跟的高度要根据自身的身高以及服装的款式决定，职业套装一般搭配跟高 3~5cm 的鞋子较合适。

裤子是套装的一部分，在社交场合，女士如着套裙，必须穿长筒袜或连裤袜。长筒袜的长度一定要高于裙子下部边缘，否则露出一截腿，很不雅观。袜子的颜色应与自己的服装、鞋子和肤色等相配，深浅肉色长筒袜能使女士显示出一种线条美。黑色的长筒袜选择应慎重，一般穿黑色裙装时可以配黑色长袜，可以显得更加精神干练。

【案例讨论】

张总经理错在哪里

张伟是一家大型国有企业的总经理。有一次，他获悉有一家著名的德国企业的董事长正在本市进行访问，并有寻求合作伙伴的意向。于是他想尽办法，请有关部门为双方牵线搭桥，而且希望尽快与对方见面。到了双方会面的那一天，张总经理对自己的形象刻意地进行一番设计，他根据自己对时尚的理解，上穿名牌夹克衫，下穿牛仔裤，足蹬休闲鞋。无疑，他希望自己能给对方留下精明强干、时尚新潮的印象。你认为张总经理的服装选择是否合适？他的德国同行可能会对此如何评价？

第二节　便装礼仪

便装是相对于正式场合的正装而言的。所谓便装礼仪，是指人们在非正式场合服装的选择与穿着规范。便装的着装应当重点突出"舒适自然，突出个性"的风格。

穿便装没有特别严格的限制或规定，只要使人感到轻松、舒适就可以了。便装主要有夹克衫、牛仔装、T恤衫、运动装、毛衣、家居服等。选择便装时，必须认真考虑适用场合、是否合身以及正确搭配等三个方面的问题。

一、穿着便装的场合

非正式场合，通常是正式场合之外一般性的交际活动或休息的情况下，才可以穿便装。比如走亲访友、居家休养、运动健身、旅游度假、逛街散步、购物消费等，都是非正式场合。

二、便装的着装选择

虽然是便装，总体上也应该遵守服饰礼仪的"TPO"原则，力求时间、地点和目的的和谐统一。例如，走亲访友，夹克、毛衣、休闲衬衫皆可。若是节庆，颜色上选择吉祥喜庆的色彩。旅游度假，休闲裤、冲锋衣、卫衣合适，当然要符合旅游地点的气候和环境。逛街购物，牛仔衣、背带裤、T恤、POLO衫等都是不错的选择。运动健身就要穿着与所从事的项目相匹配的运动服，如网球服、健身衣、跑步鞋、泳装等。

便装的戒条较少，但也绝对不能过于随便。需要注意一下自己的性别、年龄和身材特点。总体来说，便装的性别特征不太明显。如衬衫、T恤、夹克衫、羊毛衫、运动服、牛仔裤、西短裤等便装，偏于"中性化"，男女都可以选择，但必须注意现代服装在性别区别上的典型差异，比如同样是夹克，男士和女士纽扣的装订方向是不同的。也有许多便装都是老少皆宜的，如夹克衫、T恤衫、牛仔裤等，一般对着装者的年龄限制不多，各种年龄者都可以穿着。

当然，很多单位对其员工日常上班并无正装要求，员工也可着便装上班，但最好也要和单位、职业、岗位相匹配，不可太过随意和奇异，比如居家服、朋克装、cosplay

衣（动漫衣）等。

三、便装的搭配技巧

在现代生活中，即使是便装，人们对于穿着品位也越来越重视。

1. 面料一致　便装的面料选择余地也比较大，几乎所有面料都可以制作便装。但考虑到面料在颜色、质地、风格等方面的差异，棉、麻、丝、混纺等轻薄柔软，毛、皮、各类化纤织物等相对厚重偏硬，所以整套服装尽量做到材质一致。比如：雪纺裙配棉质上衣，牛仔裤配丝质衬衫等都显得很不匹配。此外，在面料选择上，舒适与否、外观美感也是应该予以重视的方面。

2. 风格协调　所选的便装在风格上应协调一致。牛仔装的奔放、运动装的矫捷、朋克装的出位等，都是自成一体的主要特征。穿着便装应力求风格完全一致，不要让自己同时所穿的多件服装风格上相差太大。例如，要是上穿皮衣，下配睡裤，必然会引来众多奇怪的眼光。

3. 遵守惯例　对便装进行组合搭配时要注意搭配的惯例。比如：牛仔裤配运动鞋、短裤配T恤、休闲裤配夹克等等，这些搭配不一定能出彩，但可以保证不犯错误。当然，也要注意避免搭配上不符合习惯的做法。如女士穿凉鞋时，穿长筒袜或连裤袜；穿短袖T恤衫时，里面穿衬衣等等。在服装搭配上除非有把握突破常规、引领时尚，否则还是要遵守惯例。

4. 扬长避短　每个人的身材都不同，选择时要力求和自己的身材相协调，扬长避短。比如腿型不好看的人就不适合穿迷你裙，手臂粗短的人不适合穿无袖装，腰围线条不显的人不要选择露脐装等。

知识链接

名人名言

意大利影星索菲娅·罗兰（Sophia Loren）："你的服装往往表明你是哪一类人物，它们代表你的个性，一个和你会面的人，往往会自觉不自觉地根据你的衣着来判断你的为人。"

美国心理学家彼得·罗福（Peter Rover）："一个人的服装并不是只表露了他的情感，而且还显示着他的智慧。"

英国诗人威廉·莎士比亚（William Shakespeare）："服装往往可以表现人格。"

第三节　饰物礼仪

服饰礼仪中所说的饰物，又叫佩饰，是人们在着装的同时所选用佩戴的装饰性物品。它对人们的着装而言，起着点缀、烘托、美化的作用。但是各种饰物的选择与佩戴必须符合一定的佩戴原则与礼仪规范，才能达到突出魅力、提高品位的理想效果。服装的饰物很多，根据作用大致可以分为装饰类饰物和实用类饰物两大类。

一、装饰类饰物的使用

人们通常把装饰类饰物称为首饰，主要包括戒指、项链、耳环、手镯等。

（一）使用原则

要使首饰达到锦上添花、渲染魅力的作用，佩戴时必须遵守以下基本原则：

1. 数量适当 数量要少，恰到好处。首饰佩戴不宜过多，全身可视部分最好不超过三件，有时一件首饰即可达到修饰的效果，甚至在某些场合不戴任何饰物更好。佩戴过多的首饰往往会本末倒置，失去修饰的亮点和重点，反而给人以浅薄、炫富的庸俗感，对于职业人士，既累赘又影响工作。

2. 同质同色 质地相同，色系相近。佩戴两种或两种以上的首饰时，力求选择同样的质地和颜色。若戴镶嵌宝石的首饰也要同色相配，与被镶嵌物质地一致，托架也宜相近。另外，镶嵌首饰一般质地优良，适宜在隆重的社交场合佩戴，工作、休闲时不必使用。

3. 符合身份 认识自己，合理佩戴。佩戴首饰时不只是追求个人爱好，要充分考虑性别、年龄、职业、工作性质等因素，首饰没有最好，只有适合，不要刻意堆砌。比如，学生最好不要佩戴昂贵首饰，办公室工作人员佩戴的饰物宜精致，护理职业和医院的工作环境不宜佩戴首饰。

4. 搭配合理 整体考量，合理搭配。选择首饰时要与服装的质地、色彩、款式相协调。通常，高档订制服装应佩戴昂贵的饰物；服装轻盈飘逸，饰物也应玲珑精制；毛质衣物可佩戴玛瑙、紫晶、虎石或白玉挂件；穿运动装、工作服时不宜佩戴首饰。

5. 和谐自然 契合季节，符合体型。尊重自然规律，合理佩戴首饰会给人以和谐、自然的美感。例如，冬季佩戴暖色调的金色首饰，给人以温暖、舒适的感觉，夏季佩戴珍珠、水晶、铂金等冷色调首饰，给人以清凉感。戴首饰还要根据自己的体型特点，扬长避短。如体型娇小者，饰物分量要轻，不能过重；反之，体型宽胖者，首饰质地宜厚重，分量要足。

6. 尊重习俗，了解文化，入乡随俗 不同的地区、不同的民族，佩戴首饰的风俗习惯多有差异，表达的思想情感也不同。应尊重民族信仰，符合文化习俗。

（二）佩戴方法

装饰类饰物的选择很多，在佩戴方法上，除必须遵守上述六条使用规则外，不同品种的首饰，往往还有不同的要求。

1. 戒指 亦称指环，常被用作爱情的信物、富贵的象征、吉祥的标志。

戒指主要根据手指的长短、粗细来选戴。手指细者，不宜戴宽、厚、重的戒指；手指短粗者，不宜选纤细小巧的戒指。

戒指质地有金、银、宝石等多种，选戴不同品种的戒指主要依据个人的爱好、场合及衣服的质地等，一般在晚会或晚宴上戴宝石戒指更适合。

戒指佩戴位置不同，所表达的含义也不同。通常是戴在左手上，一般只戴一枚戒指，最多戴两枚，可戴在一只手相邻的两个手指上，也可以戴在两只手对应的手指上，一个手指不应戴多枚戒指。戒指的佩戴，有习惯和传统的规则：一般认为戒指戴在食指上表示想要结婚；戴在中指上表示正在恋爱；戴在无名指上说明已订婚或结婚；戴在小指上表明独身；拇指通常不戴戒指。但随着人们个性化表达的变化，也不可轻易据此判断对方状况。

一般在运动健身或参加体育比赛时，戒指要摘下或用胶布包裹住，以防伤害自己和他人。

2. 项链和挂件　项链和挂件可修饰人的颈部、胸部，是首饰中可视性、装饰性、表达力较强的饰品。

项链和挂件的品种繁多，有金、银、珍珠、玛瑙、宝石、贝壳等。在选择时，要根据自己的身形条件和气质特征，与服装、个人颈部特征、年龄、个性等协调。如颈部短粗者宜选用长而细的项链；颈部细长者宜选择多层圈项链、稍宽的项链或者选用链条稍短的项链；颈部细而短者宜选择小巧玲珑的项链。另外，佩戴项链还要根据穿着的服装来定。一方面，项链与服装的质地要相配，如棉麻的衣服宜配贝壳类项链；丝绸服装宜配金银制项链；光泽顺滑衣服宜配珍珠项链。另一方面，项链要与服装领型搭配。如小圆领或一字领最好佩戴长项链；大领佩戴较短的项链；设计较繁杂或有饰物的领型，则不宜再戴项链或挂件，以免给人以画蛇添足的感觉。

此外，男士在正式场合佩戴项链和挂件一般不应外露；非正式场合主要根据情景需求和个性特征选择和佩戴。

3. 耳饰　耳饰包括耳环、耳链、耳钉、耳坠等，多为女性所用。

耳饰的佩戴艺术在于能够与场合情景、个人气质、脸型着装等合为一体，展现个人独特的风格，达到最好的饰美效果，通常成对使用。耳饰的色彩或质地应与肤色、着装、时间相协调，同色系的搭配可产生自然、协调的美感；色彩反差较大的搭配若能恰如其分，可使人充满动感。

男士有时根据自身的职业特征，比如从事歌唱、演艺事业或表演时，亦可选择耳钉作为装饰，但通常是单只佩戴。

4. 手镯和手链　手镯主要强调手腕与手臂的美感，适合女性佩戴，可戴一只或两只；戴一只时，应戴在左手上；戴两只，则可以左右手各一只。手链款式多样，男女均可佩戴，一般情况下，手链只戴一只，戴在左手腕。

5. 胸针　又称胸花，即别在胸前的饰物，多为女士所用。胸针结构、造型及色彩搭配灵活多样，又用在比较显眼的位置，与服装搭配有较强的装饰作用。在比较严肃的社交场合使用有缓解气氛之效。

别胸针的部位多有讲究，穿西装时，应别在左侧领上；穿无领上衣时，则应别在左侧胸前。发型偏左时，胸针应当偏右；发型偏右时，胸针应当偏左。高度为从上往下数的第一粒到第二粒纽扣之间。

男士也可使用，特别是穿着西装时可以佩戴。但样式不可过于夸张，尺寸不易过大，以精致、庄重、标志性强的胸针为首选。

二、实用性饰物的使用

实用性配饰除具有装饰功能外，有较强的实用价值。如围巾、皮包、腰带、眼镜等。

1. 手表　手表体现戴表人的时间观念、严谨守时、负责守信。因此，在人际交往中人们所戴的手表，尤其是男士所戴的手表，大都引人注目。

选择手表应注意其种类、形状、色彩、图案、功能等问题。应顾及自身的穿着、职业特点、活动场所等因素。正式场合所戴的手表，应当以正圆形、方形等庄重、大方的款式为首选，金色、银色、黑色皆可。休闲场合色彩、形状、功能可自由选择。但避免佩戴劣质手表和广告手表。

2. 帽子与围巾　帽子与围巾不仅有御寒功能，还能起到修饰的作用。在佩戴和选择上应注意与年龄、脸型、服装相协调。

一般而言，个子矮的人宜戴高顶小沿的帽子；长脸形的人应戴宽边鸭舌帽；脸盘较宽大的人不宜戴小沿帽。戴帽的礼仪要求：男性在室内和握手时不允许戴帽子；女性若将帽子作为礼服的一部分，在室内场合可穿戴。

围巾有良好的保暖功能，更具有较强的装饰、美化作用。结合服装色彩与肤色，进行选择、搭配，可张扬个性、增添妩媚，也可使人的整体形象更生动、活跃。较厚的围巾适合冬季使用，在春秋季，女性亦可在办公室或包里备上几条丝巾，以便场合迅速转移时应变使用。

3. 皮包　皮包有装饰及实用的双重功能。女性通常将装饰性的皮包称为手袋，注重质地、色彩及款式，强调其对服饰的装饰性作用。职业女性则更注重皮包储存的实用性，男士使用的皮包通常称为公文包。女性选择皮包时，要注意皮包的款式、色彩与自身气质、年龄、身材、服装及所处场合相符，与鞋、腰带、首饰或与整体颜色相呼应。男性选择皮包时，最重要的是质地优良、大小合适、款式简洁、功能齐全。

4. 眼镜　眼镜有近视镜、老花镜和墨镜等。眼镜的功能作用较强，但由于佩戴在面部，因此，人们也较注重其款式和气质。

近视和老花眼镜用来矫正视力、保护眼睛。在选择眼镜时应慎重考虑脸形、肤色，起到修饰五官、掩饰面部缺陷的作用，并与服装构成和谐、统一的整体。例如，长脸形的人宜选择宽边镜架，以调节脸部长度；脸色深暗的人宜选择浅色调的镜架，增加面部的亮度等。

墨镜又名太阳镜，除了保护眼睛免受风沙和过强阳光刺激的实用性外，还有一定的装饰性。镜片的形状要考虑与自己的脸型、额骨、颧骨的平衡，镜片的颜色要考虑自己的肤色和环境需要。佩戴墨镜时应注意遵守礼仪规范：进入室内或在室外参加重要礼仪活动时，需先摘下墨镜；与他人握手、说话时应将墨镜摘下。

由上可知，穿衣戴帽并不简单，要想正确运用服饰来展现自我，除了不断提高自身的审美情趣和个人修养外，还需要在实践中不断学习、逐步完善。

第四节　护理工作中的服饰礼仪

随着我国医药卫生事业的发展，医学模式及护理理念的转变，对护理职业提出了更高的要求。就医环境、护理水平、护士形象等已被患者作为评价医疗服务质量高低的必要条件。良好的护理形象，可以使患者对护士产生信赖感、安全感，融洽护患关系。因此，护理人员的着装在遵循一般服饰礼仪的基础上，还应体现出护理人员的职业特点。

一、护士着装的基本原则

（一）着装工作

凡是在工作时间，护士必须穿着工作服。护士服不仅是护理专业的象征，也是护理职业素质的缩影，醒目的护士服是病人识别医务工作者的主要标志。着装工作，是热爱事业、遵守行规、尊重患者的具体表现。

（二）文明大方

护士的着装应做到文明大方、简约实用，呈现护士的青春活力美。文明、端庄、体面、大方，会让人感到可亲可信赖，乐于交往。过于华丽、时髦、性感、暴露容易使患者产生不适心理，使其敬而远之。

（三）整齐清洁

干净整齐的护士着装体现护士的尊严和护士群体的精神面貌，同时也使患者心情愉悦，有利于护理工作的顺利开展，保证护理质量。护理人员上班前、下班后都是穿着生活装过往病区、病房，这就要求着装必须整洁，衣服要勤换、勤洗、勤熨烫，给人以整洁、干净、利落、明亮的整体美感。如果不修边幅、衣冠不整，将给人懒散、缺乏修养的印象，有损个人和医院的形象。

（四）协调适体

服饰体现人的形体美，因此，要让人驾驭服饰，而不是人服从服饰。必须考虑着装者的年龄、体型和职业等方面的因素，选择大小、长度、松紧、质地相适宜的服饰，倘若服饰与之不相称，就会贻笑大方，达不到服饰对交往的辅助作用。例如，不管什么年龄阶段的护理人员都不宜穿红戴绿、珠光宝气，与职业特征不匹配，不利于医患沟通。

（五）端庄知性

护士是受过良好教育的专业技术人员，具有一定的文化水平和知识修养。因此，护理人员在仪表修饰上切忌过分雕琢，而应力求高雅、端庄、知性。例如，紧身透视、低胸露脐、美艳招展对于护士职业都是不适宜的。

知识拓展

护士服的演变

护士服起源于公元九世纪的西方国家。真正的护士服起始于南丁格尔时代，即19世纪60年代，南丁格尔以"清洁、整齐并利于清洗"为原则首创护士服。20世纪初，护士服在我国出现，并改为粉红色衣裙。1948年，中国护士会规定，护士必须穿白色服装及戴白色燕帽或圆帽；护生着蓝白两色，护理员不得戴帽，不可着蓝白两色服装。1993年，卫生部统一规范了护士职业服装，以简洁大方、美观合体、操作自如为原则，款式和颜色不断翻新变革，设计出以连衣裙款式为主的多种款式的护士服。

白色是传统护士服的色彩，随着护理事业的发展、人性化护理的要求，派生出不同颜色的护士服。粉红色，适合导医护士和妇科、儿科护士；天蓝色，适合内、外科护士；果绿色，适合手术室及急诊科护士；米黄色，适合传染科护士。护士服的不同色彩，符合不同服务对象的心理特点，在一定情况下起到了色彩语言的治疗作用。

二、工作中护士着装的具体要求

护理工作中，护士服装要注重朴素大方、素雅协调，体现其稳重、文静与安详，以增加病人的安全感和信任感。

（一）护士帽

所谓从"头"开始，护士帽是护理人员职业形象的"首"要特征。护士帽实用和美感兼具，护士帽一般分为两种：燕帽和圆帽。

1. 燕帽 一般普通病房、门诊部的护士，工作时佩戴燕帽。燕帽要平整、无皱折、挺立，戴正戴稳，高低适中，距前额发际4～5cm，用发卡固定于帽后，燕帽正面不应显露发卡。戴燕帽时应将头发梳理整齐，短发要求前不遮眉、后不搭肩、侧不掩耳；长发要梳成发髻盘于脑后，用发卡或头花固定，盘起后头发不超过后衣领，发饰宜素雅端庄。

2. 圆帽 手术室、骨髓移植室、重症监护室等无菌环境严格的科室须佩戴圆帽。另外，男护士以及传染科的护士，为了无菌技术操作和隔离的需要，工作时也须戴圆帽。戴圆帽时，应将头发全部遮在帽子里面，不偏不斜，帽檐应前达眉睫，后遮发际，边缘要平整。

可以根据护士帽区分护士的级别。一般而言，一条横杠是护士长，两条是科护士长，三条是护理部主任；边上斜杠，一条是护师，两条是主管护师，三条是副主任、主任护师。

（二）口罩

口罩的佩戴要求大小合适，戴至鼻翼上约3cm，四周无空隙，吸气时以口罩内形成负压为适宜松紧，达到有效防护污染的目的。口罩应每天清洗或更换，保持洁净，一次性口罩不可反复使用。口罩不使用时可将其装入干净的袋中备用，不可挂于耳上、胸前或放入不洁净的口袋中。在一般情况下与人讲话时要注意摘下口罩，否则会让人感觉不礼貌。

（三）衣服

我国的护士服多数是连衣裙式，以白色为主，也可根据不同医院和不同科室的特点，选择不同的色彩和式样，如淡蓝色、墨绿色、淡粉色、米黄色等。给人以纯洁、轻盈、活泼、勤快的感觉。护士服式样要简洁、美观、穿着合体，活动自如、方便工作，面料平挺、透气、不透明、易洗、易消毒。穿护士服时长短要适宜，以裙长刚好过膝、袖长至腕部为宜；腰部应松紧适宜，腰带平整；衣扣扣齐，内衣、领边、袖边、裙边不应露在护士服外。长裤可与裙式护士服或其他款式的护士服搭配。此外，手术室、传染科等特殊科室的护士应穿长裤（图4-1；图4-2）。

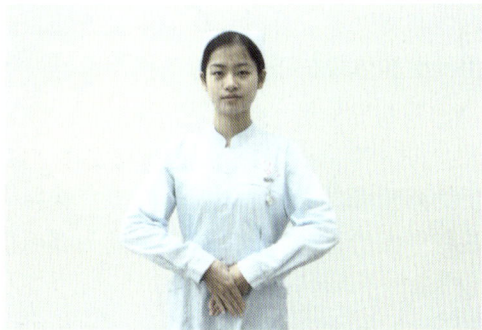

图4-1 女护士服

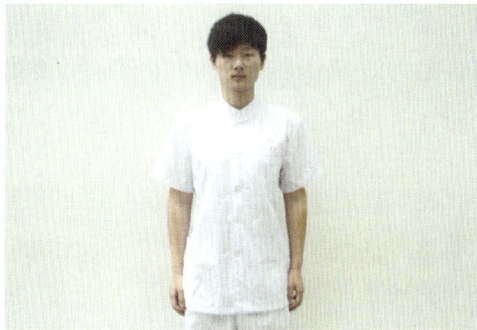

图4-2 男护士服

（四）鞋袜

1. 护士鞋 护士鞋以白色或乳白色为宜，平跟或小坡跟，防滑。鞋面清洁，保持干净整洁。护士工作时不宜穿高跟、带钉、镂空、露趾、有响声的鞋（图4-3；图4-4）。

2. 护士袜 不能光脚穿鞋，护士袜以肉色或浅色为宜，袜子长度应高过裙摆或裤脚边，不可穿挑丝、破洞、缝补的袜子或当众整理袜子。

总之，护士着装应力求统一、合体、协调。颜色、款式讲究系列，保证衣、裤、裙、帽、鞋、袜等相呼应，搭配协调。终极目的是焕发护士的职业美感，使患者面对护士时有美的感受和共鸣，给患者以鼓舞和力量，促使其积极主动地配合治疗，从而使护理工作在高层次的服务中得以开拓和发展。

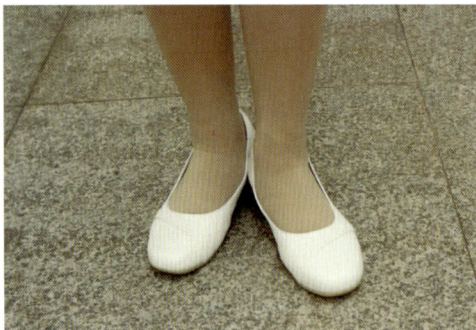

图 4-3　女护士鞋

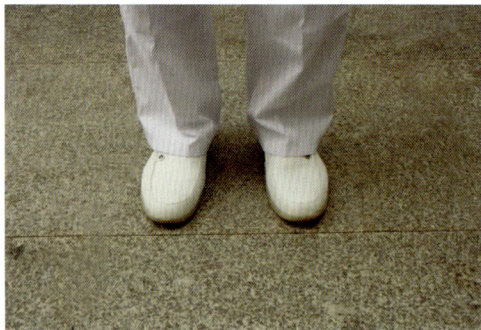

图 4-4　男护士鞋

三、护士的配饰

除了着装，还应注意工作中的佩饰，下面介绍几种工作中必不可缺的饰物的佩戴方法。

（一）护士表

护士表是护士每天工作中不可缺少的常用工具，用于生命体征的测量、药物的使用、输液点滴速度的计算等。护士表以挂表为佳，使用时应将挂表上的挂链用别针别好，佩戴在左胸前，这样护士低头或用手托起表体即能察看、计时，既卫生又方便。此外，精美的护士挂表对护士服有一定的装饰作用，更能体现护士严谨的工作作风。

（二）发卡

发卡是用于固定护士帽的实用性饰物。护士的燕帽需要发卡来固定，发卡宜选择同色或浅色，左右对称地别在燕帽的后面，不得显露于帽的正面。护士工作期间头部不得佩戴装饰性饰物。

（三）胸卡

护士上岗要佩戴胸卡，并要注意保持整洁、干净。胸卡端正地佩戴在左胸上方，不能反戴或插在衣兜内。胸卡通常标有护士姓名、科室、职称和职务等信息，这可促使护士约束自己的言行，更加积极、主动地做好护理服务；同时有利于服务对象的辨认、询问和监督。

护士的职业就是要尽量表达护士的纯洁、朴素、善良的职业情感，所以与工作无关的饰物佩戴原则是以少为佳，不戴为妙，耳环、戒指、手镯、脚链等皆为大忌。

总之，护士规范的着装可向社会展示护士严谨自信、优雅庄重、诚信大方的工作作风和职业风采，护士应该以符合社会和公众期望的形象为准则，注重自我职业形象的维护，通过服饰语言来表达护士内在的素质修养。

学习小结

通过本章的学习，学生既把握正式场合服饰的选择与穿着规范，体现庄重与大方；又能够熟悉非正式场合便装的搭配技巧，突出品味与个性；同时了解配饰的使用原则与方法，锦上添花。另外，正确掌握护士的着装原则、工作中护士着装的具体要求和护士配饰规范，在护理实践中传递自我形象和职业素养。

复习思考题

1. 男士穿着西装应遵循怎样的顺序？
2. 女士职业套装的选择应注意哪些问题？
3. 在非正式场合，便装有哪些搭配技巧？
4. 装饰类饰物的使用应遵循什么原则？
5. 护士服应穿出怎样的效果？

第五章　护理人员的举止礼仪

学习目的

1. 掌握　站姿、坐姿、蹲姿、行姿、手势的基本要求和禁忌；端治疗盘、持病历夹、推治疗车的基本要求和注意事项。

2. 熟悉　站姿、坐姿、行姿、手势的常见种类；递接物品、搬放床旁椅的基本要求和注意事项。

3. 了解　鞠躬礼仪的基本要求、常见种类、注意事项。

举止，又称举动、动作、仪姿、仪态或姿态，是指人们在外观上可以明显被觉察到的活动、动作，以及在其中身体各部分所呈现出的姿态。社会人际交往中，举止在人际沟通中的作用甚大，可有表露、替代、辅助、适应、调解等功能。举止得体与否，直接反映个人的内在素养。举止规范与否，也直接影响他人对自己的印象和评价。因此在人际交往中，尤其在正式场合，更要遵循举止有度的原则，要求人们举止文明、优雅、敬人，符合约定俗成的行为规范，即"坐有坐相，站有站相"。

护理工作中，训练有素的举止、得体的护士风度，可体现护士良好的素质和职业特点，能给人们留下温和、善良、仁爱的"白衣天使"形象。因此，每个护士均应重视自身举止礼仪修养的培养和训练。

第一节　站姿礼仪

站姿，又称站相、立姿，是人在站立时所呈现的具体姿态。站姿通常是一种静态姿势，是培养举止美的起点，是人的最基本姿势，也是其他一切姿势的基础。人际交往中，站姿是个人全部礼仪的根本点，如果站姿不标准，其他姿势根本就谈不上优美和典雅。

一、基本站姿

指人们在自然直立时所采取的正确姿势，其基本要求如下：

头部：头正颈直，双眼平视，下颌微收，表情自然。

肩部：沉肩并自然外展约5°。

上肢：双臂自然下垂，四指并拢，大拇指与之靠近，虎口向前并自然弯曲，中指贴裤缝。可根据不同站姿而变化。

躯干：挺胸、收腹、立腰、提臀。

下肢：双腿立正并拢，双膝与双脚跟部紧靠一起。双脚脚尖并拢或呈"V"状分开，张角约45°。可根据不同站姿而变化。

由于性别差异，男女基本站姿略微不同。男性站立时，注意表现出男性稳健、英武、潇洒、强壮的风采，力求给人以"劲"的阳刚感（图5-1）。女性站立时，注意表现出女性轻盈、娴静、典雅的韵味，力求给人以"柔"的优美感（图5-2）。

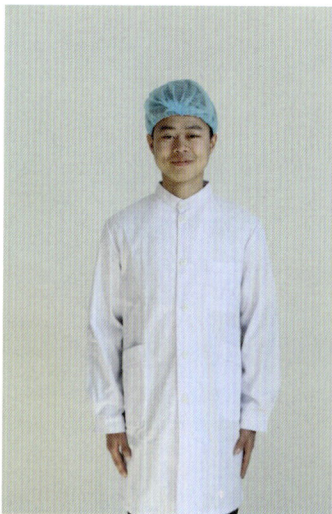

图5-1　男性标准站姿

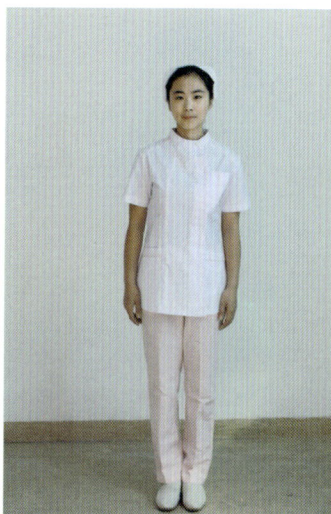

图5-2　女性标准站姿

1. 男性其他常见站姿　男性站立时，一般应两腿平行，双脚分开，约与肩同宽，但不能超过肩宽。双臂自然下垂，右手可握左手手腕部上方自然贴于腹部（图5-3），或背在身后贴于臀部（图5-4）。

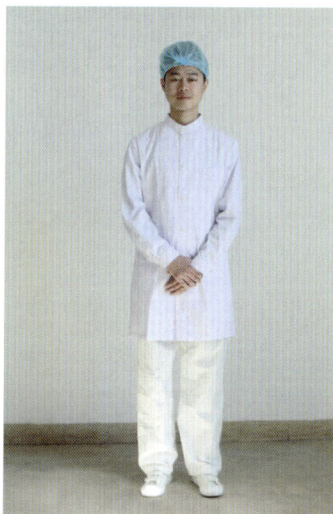

图5-3　男性手握腹前站姿

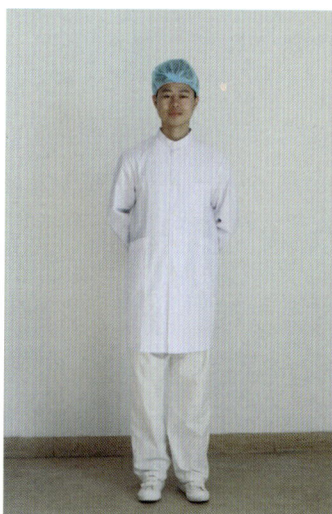

图5-4　男性手握身后站姿

如站立过久，可双脚轮流后退半步，身体重心轮流落在一只脚上，但上身仍同基本站姿。注意脚不可退太远，双腿不可分开过大，变换不可过于频繁，膝部不可弯曲。

2. 女性其他常见站姿　女性站立时，脚可呈"丁"字步。正脚位"丁"字步：一脚脚尖正对前方，另一只脚与之垂直呈"丁"字形。侧脚位"丁"字步：双脚呈"V"字形基础上，移动一脚脚跟至另一脚内侧凹部，两脚互相垂直呈"丁"字形（图5-5）。双臂自然下垂，右手可握左手，放于腹前（肚脐上或下约1cm处），也可与正脚位"丁字步"搭配双手相握放于正对前方脚侧髋骨前部（图5-6）。

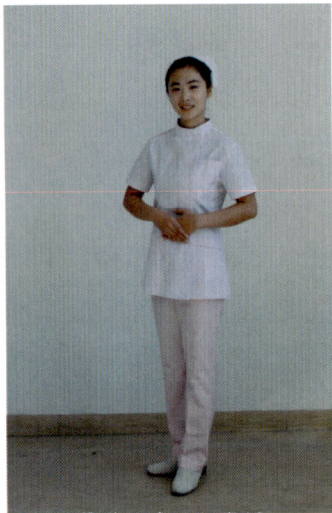
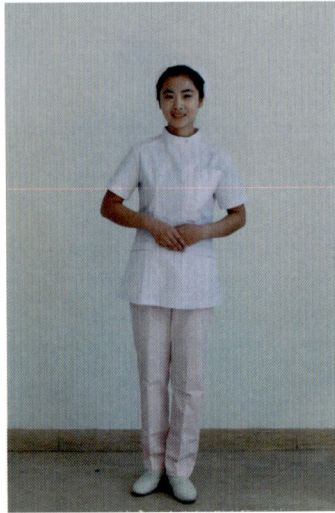

图5-5　侧脚位"丁"字形　　　　　图5-6　正脚位"丁"字形

二、站姿禁忌

1. 身体不端正　站立时歪头、斜肩、弓背、含胸、挺腹、撅臀、屈膝等。

2. 手脚放置不当　站立时双手抱于脑后、手托下颌、双手抱胸前、肘部支于某处、双手叉腰、手放于衣服或裤子口袋里等；脚呈内"八"字，双腿叉开过大（女性尤应警惕），双腿交叉，随意蹬、踩、跨等。

3. 局部随意活动　站立时摇头晃脑、抖肩、转腰、双臂晃动；双手下意识作小动作，如玩弄衣服、医疗器械、咬手指甲等；双脚乱点乱画，用脚勾东西，脱鞋子"解放"脚，脚跟踩在鞋帮上或半脱不脱等。

4. 表现自由散漫　久站时，若条件许可，可坐下休息，但不能没站样，全身松散，如站立时随意靠、倚、趴等无精打采样。

第二节　坐姿礼仪

坐姿，是人在就座之后所呈现的姿势。总体上讲，坐姿是一种静态姿势，相对站姿而言，是一种相对放松的姿势。在社交应酬中，坐姿是人们采用最多的姿势。

一、基本坐姿

指人们在坐定后所采取的正确姿势，其基本要求如下：

头颈肩部：与站姿相同，双眼平视或面对交谈对象。

躯干：挺胸、收腹、立腰，根据座位高低调整坐姿。较为正式的场合或有尊者在座时，坐下后臀部与座位接触面积约占座位的前2/3，一般不可身靠座位背部。

上肢：正坐之时，双臂自然下垂，双手应掌心向下（女性可将双手或叠或握）放于大腿上，或是放于身前的桌面上，也可一左一右扶住座位两侧的扶手上；侧坐与人交谈时，宜将双手放于所侧一方大腿上。可根据不同坐姿而变化。

下肢：可根据不同场合、不同座位和不同坐姿适当变化。

由于性别差异，男女坐姿略微不同。如坐立过久，可适当变换坐姿方式，但应注意变换不可过于频繁。

（一）男性坐姿

1. "正襟危坐"式 适合正式场合，上身与大腿、大腿与小腿均应为直角，双手掌心向下分别放于大腿上；双脚并拢，脚尖正对前方，双膝可分开，但不能超过肩宽（图5-7）。

2. 垂腿开膝式 较适合正式场合，上身与大腿、大腿与小腿均为直角，双手掌心向下分别放于大腿上；双脚分开，一拳左右，双膝分开，但不能超过肩宽。

3. 大腿叠放式 适合非正式场合，双腿的大腿部分叠放在一起，叠放后位于下方的小腿垂直于地面，位于上方的小腿适当内收，脚尖宜向下。

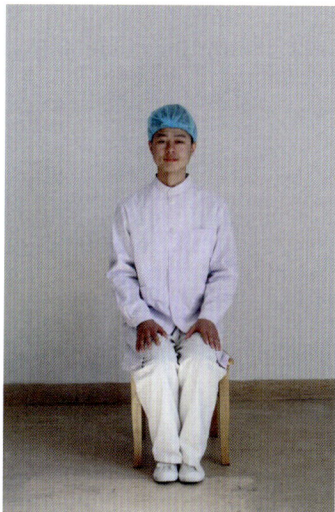

图5-7 男性"正襟危坐"式

（二）女性坐姿

1. "正襟危坐"式 适合正式场合，上身与大腿、大腿与小腿均应为直角，双手掌心向下分别放于大腿上；双脚并拢，脚尖正对前方，双膝、双脚包括双脚跟部均需完全并拢（图5-8）。

2. 双腿叠放式 十分优雅的坐姿，适合着短裙时。两小腿完全一上一下交叠在一起，叠后两腿无缝隙，犹如一条直线延伸。腿部与地面呈45°夹角。

3. 双腿斜放式 适合着裙装，座位较低时使用。双脚并拢，向左或向右斜放，斜放后腿部与地面呈约45°夹角（图5-9）。

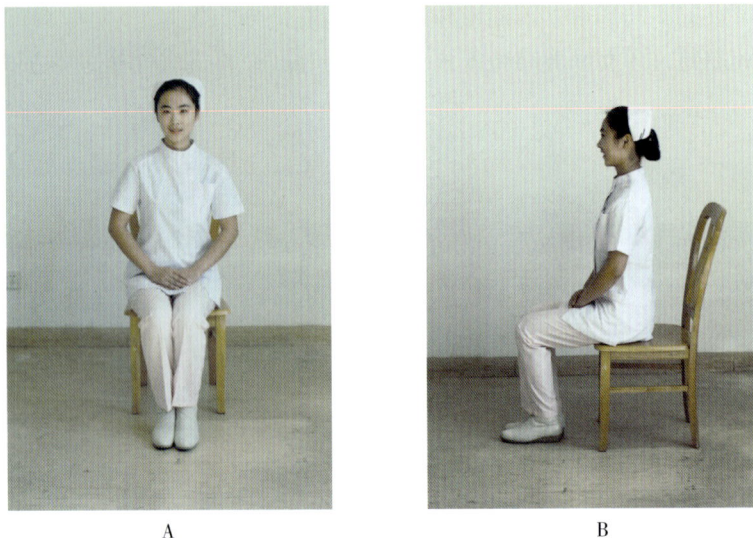

A   B

图5-8 女性"正襟危坐"式

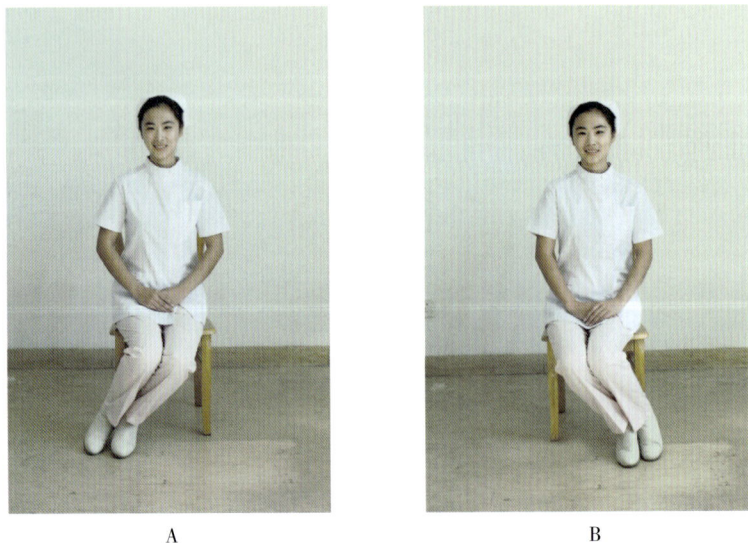

A   B

图5-9 双腿斜放式

4. 前伸后屈式　优美的坐姿，双腿并紧，一脚向前伸出，一脚屈后，双脚脚掌着地（图 5－10）。

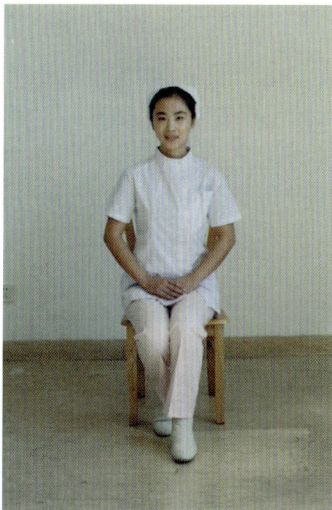

图 5－10　前伸后屈式

（三）男女通用坐姿

1. 双脚内收式　适合一般场合，男女皆可。双大腿靠拢，两小腿可稍分开后向内侧屈回，双脚脚掌着地（图 5－11）。

2. 双脚交叉式　适合各种场合，男女皆可。双膝并拢，双脚于踝部交叉，注意交叉后双脚可内收、斜放，但不能向前方远远直伸出去（图 5－12）。

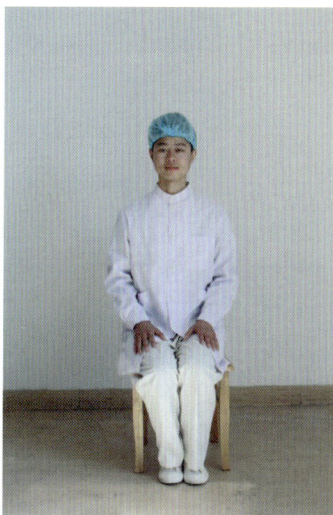

图 5－11　双脚内收式

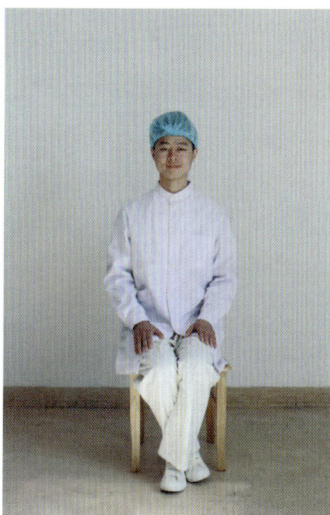

图 5－12　双脚交叉式

二、坐姿禁忌

1. 身体不端正　头部靠椅背，身体向前趴伏。此种坐姿只能用于个人休息，不能用于工作场合。

2. 手脚放置不当　双手抱于腿上，或手夹在两大腿间，或手置于桌下，或手臂支于桌上等均不可取。双脚叉开过大，尤其是着裙装女性易"走光"。架腿方式欠妥，如将一条小腿驾于另一大腿上，中间留有大的空隙，即"跷二郎腿"，会显得过于放肆；两腿直伸出去，腿放于桌椅上，脚尖指向他人；脚跟接触地面脚尖翘起；脚蹬踏他物均为不礼貌行为。

3. 局部随意活动　坐位时摇头晃脑、抖肩、转腰、双臂晃动、双腿抖动，以及自脱鞋袜、手触摸脚部等均不可取。

三、入座与离座

入座，即走向座位直至坐下的整个过程，它是坐姿的前奏。离座即起身离开座位的整个过程。

（一）入座要求

1. 入座位置　大庭广众之处就座，一定要坐于椅、凳等常规位置，不能坐于桌上、窗台、地板等失礼的地方。

2. 入座顺序　与他人一起入座时，讲究礼让尊者，应注意就座先后顺序。若对方是尊长，应请其首先就座。若对方是平辈，即可同时就座。无论如何，抢先就座都是失态的表现。

3. 入座方位　正式场合，不论从正面、侧面或背面走向座位，均应讲究"左进左出"，即左侧走向、左侧离开自己的座位。

4. 入座无声　整个入座过程中，应不慌不忙、动作轻柔、不发出任何噪声，体现个人修养。

5. 入座得体　他人面前就座时，应背对座位。若距座位较远，可右脚后移半步，腿部接触座位边缘后，轻轻坐下。着裙装女性入座时，应用手拢平裙摆后轻轻坐下。

（二）离座要求

1. 离座示意　离座前，若有旁人在座，须以语言或动作向其示意，然后方可起身离座。一蹦而起，可能会令旁人受惊扰。

2. 离座顺序　与他人一起离座时，应礼让尊者。若对方是尊长，应稍后离座；若自己是尊长，可首先离座；若身份相似，可同时起身离座。

3. 离座无声　起身离座时，应动作轻缓，避免"拖泥带水"，弄响座椅，或将椅垫、椅罩掉于地上。

4. 离座得体　离开座椅后，先要采用"基本站姿"，站定后方可离去。不能起身便跑，或离座与走开同时进行，会让他人感觉过于匆忙。

四、蹲姿

蹲姿，即下蹲的姿势，是相对静止的一种体态。一般蹲姿使用时间不宜过久，否则会感觉不适。蹲姿多用于捡拾物品、帮助别人或照顾自己时，可显文雅美观。

（一）标准蹲姿

1. 高低式　男女均可使用，为最常用蹲姿。下蹲时右脚在前，全脚着地，重心在左脚；左脚在后，前脚掌着地，左膝低于右膝，左膝内侧可靠于右小腿内侧。女性应两腿靠紧（图 5 - 13），男性则可适度分开。

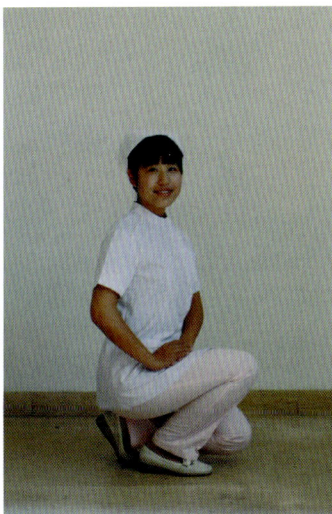

图 5 - 13　女性高低式蹲姿

2. 交叉式　适于女性，尤其身穿短裙时更显优雅。下蹲时，右脚在前，全脚着地，小腿垂直于地面；左脚在后，前脚掌着地，脚跟抬起，左腿交叉重叠于右腿下，左膝由后下方伸向右侧。上身略前倾，臀部朝下，两腿前后靠近，合力支撑身体。

3. 半跪式　适于女性，又称单跪式蹲姿，是一种非正式蹲姿，多用于下蹲时间较长或用力方便时。下蹲后，一腿单膝点地，臀部坐其脚跟上，脚尖着地；另一腿应全脚着地，小腿垂直于地面。双膝同时向前，双腿同时尽力靠拢。

（二）蹲姿禁忌

1. 突然下蹲　下蹲时速度切勿过快，尤其是行进中需要下蹲时，否则会令旁人受惊扰。

2. 距人过近　下蹲时，应与旁人保持一定距离。与他人同时下蹲时尤应避免"迎头相撞"。

3. 方位失当　正面面对他人或者背对他人下蹲，均为不礼貌行为。在他人身边下蹲，最好与之侧身相向。

4. 其他 例如蹲着休息、蹲在椅子上或者女性下蹲时双腿分开。

第三节 行姿礼仪

行姿，又称走姿，是人在行走之时所采取的具体姿势。行姿是一种动态姿势，是站姿的延续。

一、行姿基本要求

行走时，应以正确的站姿为基础，并且全面兼顾以下几个方面（图5-14）：

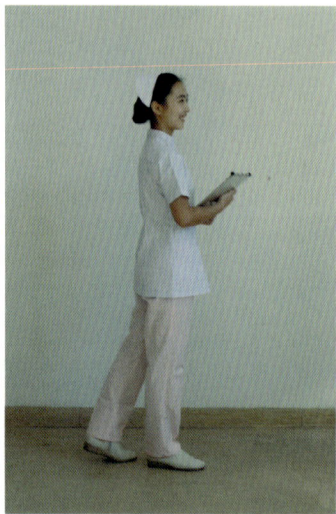

图5-14 基本行姿

1. 身体端正，昂首挺胸 行走过程中，应面向前方，头正颈直，双眼平视，挺胸收腹，背、腰、腿部避免弯曲，使全身看似一条直线。

2. 起步前倾，重心于前 起步时，身体稍前倾，重心有意识地落在交替移动的前脚脚掌上。

3. 脚尖前伸，步幅适中 行走过程中，向前伸出的脚应脚尖向前，不能向内（内八字）或向外（外八字）。步幅大小适中，基本保持一致。步幅指人们每走一步，两脚之间的正常距离。行走时最佳步幅应该约为本人一脚之长，即男性每步约40cm，女性每步约36cm。

4. 直线行进，由始至终 行走过程中，走过的路径应为一条直线，同时克服行走时身体的左摇右摆，身体始终保持以直线的形态移动。

5. 双肩平稳，两臂摆动 行走过程中，双肩和双臂应自然，不可过于僵硬呆板。双肩应平稳，不可摇晃。双臂应自然、有节奏地前后交替摆动。摆动时，手应协调配合，掌心向内，手指自然弯曲。摆动幅度以30°左右为宜，不能横向或同向摆动。

6. 全身协调，匀速行进　　行走过程中，全身各个部位的举止应相互协调、配合。某一阶段中行进速度应均匀、有节奏感，整体给人感觉轻松、自然。

二、行姿禁忌

1. 方向不定，瞻前顾后　　行走过程中，方向需明确，不能忽左忽右变化多端，也不能左顾右盼，尤其是反复回头注视身后，让人感觉心神不定。

2. 速度多变，奔来跑去　　行走过程中，不能忽快忽慢，或者突然止步不前，让人捉摸不透。工作过程中若有急事，可以在行进时努力加快步伐，但禁忌突然奔跑，否则会令他人猜测不已，甚至导致病人情绪过度紧张，病情突发或加重。

3. 体不正直，步态不雅　　行走过程中，避免颈部前伸，歪头斜肩，耸肩夹臂，挺腹含胸，甩动手腕，扭腰翘臀，弯膝盘腿，"八"字步态。

4. 悍然抢行，阻挡道路　　大庭广众行走过程中，需顾及他人的存在，注意方便和照顾他人，选择适当的路线行走，与同时行进的其他人员保存一定距离，不能悠然自得缓步而行或多人并排而行，阻挡道路；人多路窄时，务必讲究"先来后到"，必要时"礼让三分"，让道于人，不能公然抢道，为人所耻。

5. 蹦蹦跳跳，制造噪声　　工作场合行走过程中，务必要保持自己的风度，不宜情绪过分表面化，若一旦激动，蹦来蹦去或连蹦带跳，会让人产生不信任感。为使自己的行走无碍于他人，应有意识地悄然无声，落脚时不能过分用劲，走得"咚咚"直响；上班所穿鞋子宜平跟或小坡跟，不可穿过响的鞋子，否则走动时也会发出令人厌恶的噪声，影响他人的休息。

第四节　手势礼仪

手势，又称手姿，是人的两只手臂及手所做的动作，其中双手的动作是手姿的核心。手势可以是静态的，也可以是动态。手的魅力不亚于眼睛，甚至可以说手就是人的第二双眼睛，因为手是人体最灵活的一个部位，手势是体语中最丰富、最具表现力的举止。

一、手势基本要求

人们在学习、运用手势时，必须遵守以下几个基本要求。

1. 规范适度　　使用手势应合乎规范，否则可能无事生非，引火烧身。还应注意幅度不宜过大，次数宜少忌多，否则既不能很好地表达思想又毫无美感可言。多用柔和曲线手势，少用生硬直线手势，以求拉近心理距离。

2. 注意区域性差异　　不同国家、地区、民族，因文化习俗不同，手势含义差别甚大，甚至同一手势具有不同含义，因此手势运用应注意区域性差异，避免不必要的误会。

3. 协调一致　　使用手势要注意与面部表情和身体其他部位协调配合，才更能准确地表达思想，也更加体现对他人的尊重和礼貌。

二、基本手势

（一）垂放

是最基本的手势。多用于站立时，详见站姿中手位的描述。

（二）背手

多见于站立或行走时，可显示权威，也可镇定自己。详见本章第一节男性手握身后站姿中手位的描述。

（三）持物

即用手拿东西。可用一只手也可用双手，做法多样，关键是拿东西时应用力均衡、动作自然、五指并拢，不应翘起无名指与小指，以免让人误认为成心作态。

（四）鼓掌

是表示欢迎、祝贺、支持的一种手势，常用于会议、演出、比赛或迎候嘉宾。具体做法为右手掌心向下，有节奏的拍击掌心向上的左掌，必要时配合起身站立。不能"鼓倒掌"，是不礼貌行为，以此表示反对、讽刺、驱赶之意。

（五）夸奖

主要用于表扬他人。具体做法为伸出右手，竖起大拇指，指尖向上，指腹面对被称道者。交谈时，不能将右手大拇指竖起来反向指向他人，以示自大或藐视，也不宜自指鼻尖，有自高自大、不可一世之嫌疑。

（六）指示

用以引导来宾、指示方向的手势。基本要求为：站姿的基础上，面带微笑，眼随手动，看向指示方向。手掌自然伸直，掌心向上或斜向上方，五指并拢，手腕伸直，手与前臂呈一条直线，肘关节自然弯曲。常见指示手势有以下几种。

1. 横摆式　多适用于迎接来宾请人行进时指示方向。即右手手臂向外侧横向摆动，腕关节低于肘关节，指尖指向指示或被引导的方向，左手自然下垂或背于身后。

2. 直臂式　多适用于男性为宾客指示方向时，或做"请往前走"指示手势时。即右手由前抬至与肩同高的位置，前臂伸直，指尖指向来宾要去的方向，注意不可用一根手指指示，显得不礼貌。左手自然下垂或背于身后。

3. 斜臂式　多适用于请人就座时。其最大特点为右手手臂抬高于腰部，然后由上向下摆向座位所在位置。左手自然下垂或背于身后。

4. 曲臂式　多适用于请人进门或一手拿有物品同时又需为人指示方向时。即一手手臂弯曲，由体侧向体前摆动，手臂高度在胸部以下。另一手拿物品或自然下垂或背于身后。

5. 双臂式 多适用于招呼较多来宾时做"诸位请"的指示手势或指示方向时。即面向来宾时，将双手同时向前抬至腹部，然后由两侧摆向身体的侧前方，指向前进方向一侧的手臂应略比另一侧手臂高而且伸直一些。若站于来宾侧面，则应双手由体前抬起，同时向指示方向摆动，两臂间应保持一定距离。

三、手势禁忌

1. 易误解的手势 常有两种：一种是个人习惯，不通用，不容易被他人理解而造成误会；另一种是因文化背景不同而赋予不同含义的手势。

2. 不卫生的手势 在他人面前，有人惯于抚摸本人身体，如搔头皮、摸脸、掏耳朵、擦眼、抠鼻、剔牙、抓痒、抠脚、搓泥等，均极不卫生，也特别不礼貌。

3. 不稳重手势 双手乱动、乱摸、乱抚、插于口袋或摆弄手指、双手抱头等均为不稳重手势。在他人面前会丧失信任，尤其是正式场合或面对长者和尊者时，视为不礼貌，更应禁止。

4. 失敬于人的手势 掌心向下、钩动手指、随意摆手、以手指指点他人均为对人不敬的表现，其中尤其是指向他人鼻尖，更是对对方不恭不敬。此外，工作场合搔首弄姿，如频繁整理服饰或当众梳妆打扮均为不妥。

第五节 护理工作中的举止礼仪

举止在护患思想、感情交流中起重要作用。护士在护理工作中应体现出良好的基本素质与礼仪修养，也应注意保持规范和优雅的举止。当护士和患者沟通时，护士态度安详、举止得当，将有助于患者放心交流；若护士态度匆忙、举止急切，则会使患者不愿表述或倾吐内心感受。护士的举止要求是：尊重患者，维护患者利益；尊重习俗，遵循约定俗成的礼仪规范和具体环境相结合；尊重自我，掌握分寸，努力做到"站立有相、落座有姿、行走有态、举手有礼"。

护士工作中站姿、坐姿、蹲姿、行姿、手势与前面小节一致，本节重点讲述护理职业特有的其他常见举止。

一、持治疗盘

治疗盘是护理工作中最常用的物品之一，其优点在于较治疗车轻便。

（一）持治疗盘的具体要求

在规范的站姿或行姿的基础上，双手托起治疗盘外侧面，肘关节弯曲约90°，拇指放在治疗盘的两侧面，其余手指托住治疗盘。双肘紧靠两侧躯干，治疗盘边缘离身体约一拳距离，托起的治疗盘呈水平状（图5-15）。行进中保持治疗盘重心平稳（图5-16）。

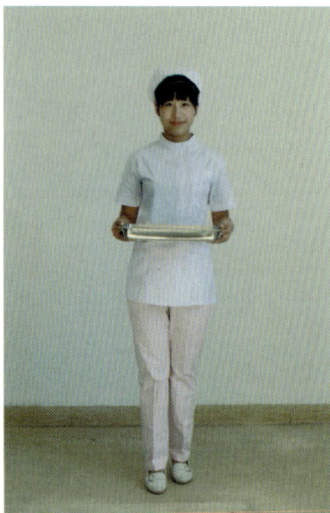

图 5 - 15　持治疗盘（正面）　　　图 5 - 16　持治疗盘（侧面）

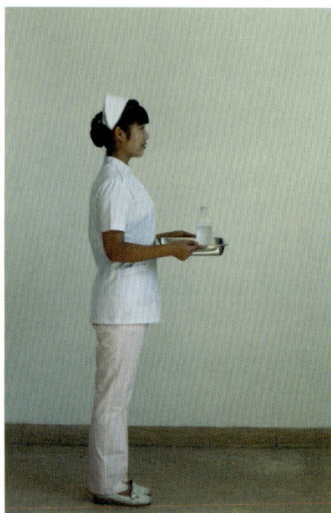

（二）持治疗盘的注意事项

1. 工作服不可触及盘缘，双手拇指不可触及盘内缘，避免污染盘内治疗用物。
2. 持治疗盘行走时，路遇患者，应向侧面迈一小步，礼让患者。
3. 进出房间时，可用肘部轻轻推开房门，不可用脚踢门。

二、持病历夹

病历是重要的医疗文件，护士工作中常需使用病历或持病历夹行走。

（一）持病历夹的常见方法

在规范站姿或行姿的基础上，正确持病历夹可以体现护士工作的严谨、对医疗文件的重视，也可展示护士的仪态美。

1. 体前式　病历夹正面向内，用手掌握病历夹边缘约中部，放于前臂内侧，使病历夹下缘斜靠在左季肋部，病历夹平面与身体纵向呈约45°锐角。持物手臂靠近腰部。另一手可扶病历夹右下边缘，也可自然下垂或随行走自然摆臂（图 5 - 17）。

2. 体侧式　病历夹正面向内，左手握病历夹右上边缘约 1/3 处，夹在肘关节与腰部之间，病历前缘略上翘。另一手自然下垂或随行走自然摆臂。

3. 阅读、书写式　病历夹正面向上，左手握病历夹上缘中部，托于前臂内侧，上臂靠近躯干，右手手指由病历夹下缘缺口处滑至边缘，向上轻轻翻开，便于阅读、书写（图 5 - 18）。

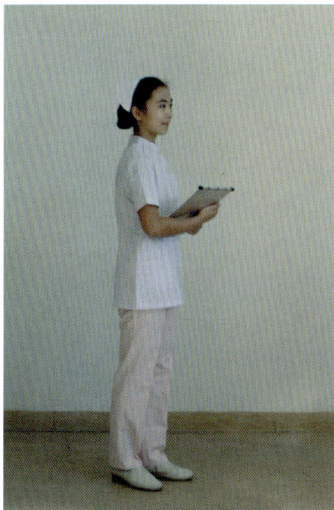

图 5-17　体前式

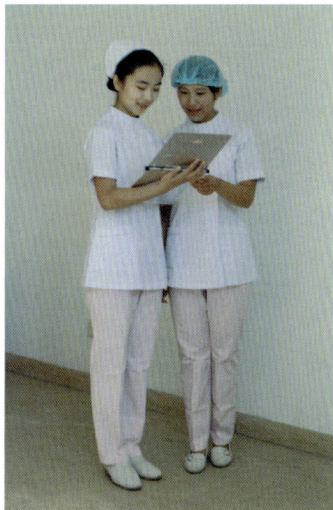

图 5-18　阅读、书写式

（二）持病历夹的注意事项

1. 不可随意拎着病历夹四处走动。
2. 病历夹使用完毕，应及时放回病历车，不可随意乱放。

三、推治疗车

治疗车是护理工作中常用的物品之一，一般治疗车三面有护栏，无护栏一面设有抽屉，方便存放物品。

（一）推治疗车的具体要求

在规范行姿的基础上，护士位于治疗车无护栏一侧，双手扶住左右两侧车缘，上身微前倾，双臂均匀用力，把稳方向，步伐均匀，停放平稳（图 5-19）。

（二）推治疗车的注意事项

1. 定期对治疗车进行保养，应用前应检查治疗车的完好性，推车行进过程中动作轻柔，速度适中，避免过快而发生噪声。
2. 行进过程中保持治疗车在视野范围内，随时观察车内物品，注意周围环境，保证物品安全，快中求稳。
3. 行进过程中，不可靠在治疗车边缘，遇到患者应将治疗车推至一侧，礼让患者。
4. 进房门前，应先将治疗车停稳，用手轻开房门后推车入室，不可用治疗车撞开房门。平稳进入房间后关闭房门，再推至病床前或治疗室进行治疗护理工作。

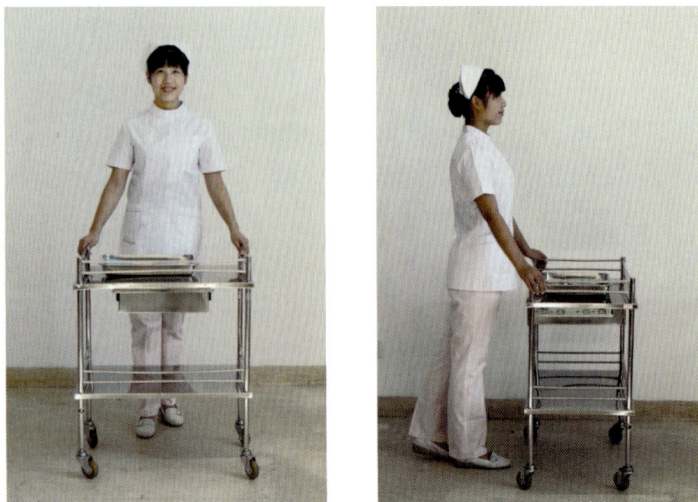

图 5-19　推治疗车

四、搬放床旁椅

床旁椅是床单位的物品之一，护士整理床单位或进行某些操作时常需搬放床旁椅。

（一）搬放床旁椅的具体要求

护士站于椅背旁，双脚前后适当分开，双膝一高一低，半蹲，同时一手握住椅背下缘中部，将椅背夹于手臂与身体之间，另一手自然扶住椅背前上缘，起身前行到合适位置，同法放下。

（二）搬放床旁椅的注意事项

1. 搬放过程中动作轻柔，避免在地面上拖拉椅凳，或碰撞其他物品而发出噪音。
2. 搬放过程中力求姿势优美，同时注意节力原则。

五、递接物品

护士工作过程中无论是与服务对象还是工作伙伴之间常需递接各种物品。若不注意正确应用，可能会影响人际关系，甚至导致他人受伤害。

（一）递送物品的注意事项

1. 递送用物时双手为宜，不方便双手时，须用右手以示尊敬。
2. 递给他人用物，应主动上前，走近接物者，直接交到其手中。
3. 递送有文字的用物时，应正向对方，方便他人。
4. 递送带刃、带尖或其他易伤人物品时，不能将危险面朝向他人，应朝向自己或他处，必要时使用托盘。

（二）接取用物的注意事项

1. 接取用物时应目视对方，不能只顾物品。
2. 用双手或右手接取，禁忌单用左手。
3. 必要时应起身站立或主动走近对方。
4. 对方递过物品时，再伸手接取，切勿操之过急，否则有抢取用物之嫌。

六、鞠躬礼仪

鞠躬礼即弯腰行礼，是中国、日本等亚洲国家的一种传统礼节，以表达对他人的恭敬、答谢、致歉之意。

（一）常见鞠躬礼仪的种类

在规范站姿的基础上，男性双手自然下垂，指尖贴放于身体两侧的裤缝处。女性双手相握于腹前，面带微笑，双眼注视对方。鞠躬时，以腰为轴，头、颈、脊背呈一条直线向前倾斜，目光随身体倾斜逐渐看向对方脚下，可同时伴有亲切问候。礼毕，恢复站姿，双眼注视对方。一般情况下，前倾的幅度越大，表示尊敬程度越高。

1. 平行级别之间行礼　一方行礼，鞠躬 15°～30°；对方回礼，鞠躬 15°～30°。
2. 上下级别之间行礼　下级行礼，鞠躬 30°；上级回礼，鞠躬 15°。

（二）鞠躬礼仪注意事项

1. 鞠躬整个过程中应速度适中，动作缓和，不能动作过快，否则视为无诚意。
2. 鞠躬时，应目光与动作协调一致。如果行礼前没注视对方，行礼时目光向上，礼毕视线马上转移至别处均视为极不礼貌。
3. 鞠躬时边鞠躬边吃东西或面无表情均不符合礼仪要求。

学习小结

通过本章对站姿、坐姿、蹲姿、行姿、手势礼仪和护理工作中举止礼仪等护士仪态的学习，学生能识记各种常见仪态的禁忌和注意事项，能正确理解常见仪态的基本要求和种类，并通过自己反复练习，能灵活、正确使用各种仪态礼仪。

复习思考题

1. 站姿的基本要求有哪些？
2. 入座与离座有何要求？
3. 行姿的禁忌是什么？
4. 递接物品的注意事项是什么？

第六章 护理人员的公务礼仪

学习目的

1. 掌握 中餐礼仪、接待礼仪、宴请礼仪。
2. 熟悉 会议礼仪，西餐礼仪，书信、函件礼仪。
3. 了解 传真礼仪、酒水礼仪、庆典礼仪。

公务礼仪，是指从事公务活动时，人们必须遵守的礼仪规范。公务活动内容丰富，执行公务纪律严明，这就决定了公务礼仪具有广泛的社会性和鲜明的制约性等特点。护理工作者学习并运用好公务交往礼仪，有助于提高个人修养，提升个人和部门形象，改善人际关系，提高服务质量。

第一节 会议礼仪

会议，是护理工作中一种经常性的公务活动，是对某个问题进行讨论、研究、解决的一种社会活动形式。为了达到会议的预期目的，人们在准备和参加会议的过程中应该遵循一定的礼仪规范。

一、会议准备工作礼仪

会议要想取得预期的效果，首先取决于准备工作做得如何。对会前准备工作的要求是"丝丝入扣，万无一失"。

1. 明确会议内容 会前首先要明确会议是否有必要开，不开无目的、无意义的会议。要明确会议的宗旨、确定会议的内容、安排会议的议程。

2. 确定与会代表 与会者是根据会议的宗旨确定的。确定的原则是，从有利于工作的角度出发，严格控制与会人员的范围，杜绝与会议无关的人员参加。

3. 选择会议地址 选择会址时，应本着适中、方便、舒适、经济的原则，尽量为与会者提供方便。会场的安排，要根据人数的多少和与会人员的身份来决定。

4. 寄发会议通知 会议通知内容要清晰、准确、全面。会议的"五要素"，即会议名称、会议时间、会议地点、会议内容、会议范围都要一一列出，不得有误。

根据会议的内容和参加者的范围，通知可采用邮寄或张贴的形式。有些会议通知要求有回函，以确认与会人员。对重要的人员，要特别送达，并在开会前再次联系，保证准时到会。

5. 其他准备工作　应在会前成立会务组，大型会议一般成立秘书组、生活组等，确定各组的职责范围，做到分工明确，落实到人。此外，还应包括印发文件、准备会议资料、会场设施等。

二、会议中的礼仪

负责会议具体工作的人员，应该一丝不苟地做好下列工作。

1. 例行服务　会议举行期间，应安排工作人员在会场外负责迎送、引导、陪同与会人员。

2. 会议签到　凡大、中型会议或者重要会议，通常要求与会者在入场时签名报到，目的是掌握到会人数，严肃会议纪律。负责此项工作的人员，应及时向会议的负责人进行通报。

3. 餐饮安排　举行较长时间的会议，一般会为与会者安排工作餐，提供卫生可口的饮品。如有必要，还应为与会者在交通、住宿方面提供力所能及、符合规定的帮助。

4. 现场记录　凡重要会议，均应进行现场记录，具体方式有笔记、录音、录入、录像等。可单用一种，也可交叉、联合使用。

负责手写会议记录时，对会议名称、时间、地点、出席人数、发言内容、讨论事项、临时决议、表决选举等基本内容要力求做到完整、准确、清晰。

5. 编写简报　有些重要会议，往往在会议期间要编写会议简报。编写会议简报的基本要求是快、准、简。快，是要求讲究实效；准，是要求其准确无误；简，则是要求文字精练。

三、与会人员礼仪

会议的成功，同样离不开与会者的高度重视和积极配合，与会者也要懂得参会的礼仪规范。

1. 遵守时间　出席会议，遵守时间是基本的会议礼节之一。只要承诺出席会议，就要准时到会，如遇特殊情况不能参加，应事先向会议组织者说明缘由或请有关合适人员代替参加，特别是重要会议更不能无故迟到或缺席。

2. 注意形象　参加会议时，根据会议性质，选择合适的服装、发型和妆容，力求做到简洁、大方、素雅。特别是参加大型的正式会议更应如此。

3. 遵守纪律　进入会场，应按工作人员的引导，准确就座，不可随意走动或找熟人聊天。会议进行中，不准吸烟、听音乐，手机应自觉关闭或调为振动。如需短时间离开会场，应轻轻行走；如确实有事需要提前退场，应向会议组织者说明原因，并表示歉意。

4. 认真听讲　参会者要专心听讲并做好笔记，便于汇报与交流，切忌交头接耳、读书看报、听录音、玩游戏等不礼貌行为。他人发言完毕后，应及时掌声鼓励，不可喝倒彩、起哄。

5. 举止文明　参加座谈会、讨论会、交流会等性质的会议时，应按主持人的要求，围绕会议主题积极发言，但不能"独占话筒"，没完没了。

四、其他人员的礼仪

（一）会议主持人礼仪

主持人是会议的组织者、领导者。主持会议，事先要对会议时间、程序、内容和人员安排做到心中有数。主持时要认真、严谨。主持人应准确把握会议节奏和气氛，处处尊重听众，尊重发言人，不能有失礼行为。

（二）主席团礼仪

主席团成员首先要明确自己的身份和责任，严格要求自己，以身作则，成为全体与会人员的楷模。出席会议应守时，不能迟到。确实不能按时出席者必须及时请假并通知有关工作人员。入场要按照顺序井然入座，不可临时推推让让。如果入场时有掌声欢迎，主席团成员应鼓掌微笑致意。

会议进行中，不得随意离开，不应左顾右盼、交头接耳，要精神专注地倾听会议发言。需要鼓掌时应及时鼓掌，鼓掌要随众而起，随众而止，动作要适当节制，不要显得过度热烈或漫不经心。

（三）发言人礼仪

发言人是会场的中心人物，对会议的质量有着首要的作用。发言人的发言要言之有序、言之有物、言之有理、言之有味。使听众能了解主旨，有所收获。发言人要尊重主持人，尊重听众，遵守会议纪律。

发言人要注重仪表和举止姿态。应衣着整洁，举止庄重、表情自然、精神焕发。

发言前，要环顾全场，向听众致意，如有掌声，亦应鼓掌还礼。

发言时，要讲究语速、音量、节奏、语气、声调。要始终保持感情充沛，重要的地方，应加重语气，提高音调，形成高潮。

发言结束，要向听众致谢。

（四）会议嘉宾礼仪

会议嘉宾与主席团成员一样，在会场中占有重要的位置，作为嘉宾参加会议，除了应和主席团成员一样讲究礼仪外，还应注意了解会议的程序、内容和对本人的要求；了解会议的时间、地点和相关规定。出席会议要守时、礼貌，客随主便，要听从安排，切不可敷衍应付，甚至高傲自负。

（五）会场服务人员礼仪

会场服务人员应佩戴好标志，穿上软底鞋，在各自的岗位上迎候。会场服务人员的任务是管好音响设备、做好会议记录、供应茶水、担任保卫等。服务时脚步一定要轻，物品要轻拿轻放，及时为与会者续添茶水。

第二节 通讯礼仪

一、电话礼仪

电话作为通讯工具，具有快捷、方便和高效的优点，已成为现代人际交往中不可缺少的重要工具，人们常使用电话联络工作和沟通情感。虽然电话联系不是面对面的交流，但一个人礼仪修养与素质仍可通过语气、语调、内容体现出来，因此，在使用电话时应自觉维护自己的"电话形象"。

（一）打电话的礼仪

1. 时间适宜

（1）打电话最好是在双方约定的时间，或是在对方方便的时间。除有要事必须立即告知外，不应在他人休息的时间（包括节假日）打电话，尤其是晚十点后和早六点之前这个时间段，如果没有特殊情况，最好不要打电话。

给海外人士打电话，首先要了解时差，否则会骚扰到他人。打公务电话要尽量公事公办，不要在对方的私人时间，尤其是节假日打扰对方。

（2）把握通话长度。一般情况下，每一次通话时间应有所控制，以短为佳，宁短勿长。尽量遵守"三分钟原则"，即打电话时，发话人应当有意识地将每次通话的长度限定在三分钟内。

2. 通话内容规范、简练

（1）事先准备，简明扼要：发话人讲话必须务实，首先问候对方，然后介绍自己的姓名、所属单位。随后，开宗明义，直奔主题，不讲废话，更不要吞吞吐吐。挂电话之前要有道别语。

（2）适可而止：作为发话人，应自觉控制讲话长度。要讲的话说完后，应立刻终止通话。由发话人终止通话，是电话礼仪的惯例，也是发话人的一项义务。

3. 表现文明

（1）语言文明：在通话时，发话人必须使用三句"电话基本文明用语"：①首先恭恭敬敬问候一句"您好"，然后再言其他；②问候对方后需自报家门，以便对方明确"来者何人"；③在准备终止通话时，应先说一声"再见"，使自己以礼待人的形象显得有始有终。

（2）态度文明：发话人除语言要规范外，在态度方面也要表现得体，语气应友善平和，不要咄咄逼人。语速要适当放慢，说话的声音不宜过高。如果在通话中电话掉线，拨打者要主动拨过去并予以说明。

（3）举止文明：打电话时不要把话筒夹在脖子下，也不要抱着电话机随意走动，或是趴着、仰着，或是高架双腿与人通话。通话时，话筒与口部保持 3cm 左右的距离，终止通话时应轻放话筒。

（二）接电话的礼仪

在整个通话过程中，接电话人虽然处于被动地位，但也必须遵守一定的礼仪规范。

1. 本人接电话时的礼仪

（1）接听及时：在接听电话时应遵循"铃响不过三"的原则，即接听电话以铃响三次左右拿起电话最为适宜。因特殊原因，铃响过久才接的电话，应向发话人表示歉意。要尽可能亲自接听电话，不要随便让人代劳。

（2）应对谦和：拿起话筒后首先向发话人问候并自报家门。在私人寓所接听电话时，为了自我保护，如果是陌生号码只需问候就可以了。若接到误打进来的电话，要耐心向对方说明。

通话终止时，应向发话人说"再见"。当通话因故中断后，要等候对方再次拨入。

（3）主次分明：接听电话时，不要做与此无关的事情，如果是在不宜接听电话的时候有人来电话，应向对方说明原因，表示歉意，并另约时间，届时由自己主动打过去；约好下次通话时间后，要自觉遵守。在下次通话开始时，勿忘再次致歉。通话时，恰逢另一电话打入，切忌置之不理，要先分清两个电话的轻重缓急，再作妥善处理。

（4）必要时记录：对于一些重要的电话，通常需要做必要的纪录。记录时应明确的内容：电话号码、姓名、单位、接听时间、通话要点、是否需要回复、回复电话、何时回复。

2. 代接电话的礼仪

（1）尊重礼貌：在日常生活中，经常会为他人代接、代转电话，这时需要注意：接电话时，若对方所找的人不是自己，不要口出不快，拒绝对方的请求，或托词不找，尤其是不要对对方所找之人有微词。

（2）尊重隐私：代接、代转电话时，不要向发话者询问对方与其所找之人的关系。当别人通话时，不要在旁倾听，更不要插嘴。

（3）记录准确：若发话人要找的人不在，应向对方说明情况，并问对方是否需要代为转达，对发话人需要转达的内容最好做好笔录，在对方讲完后，还应重复一遍，以验证自己的记录是否准确。

（4）传达及时：代接电话后，要尽快设法找到本人传达电话内容，以免误事。

（三）手机礼仪

手机因其使用快捷、方便，大大提高了人们的生活质量而广受欢迎。使用手机除了要遵守固定电话使用的礼节外，还要遵守手机礼仪。

1. 使用规范　使用手机时，要严格遵守约定俗成的使用规则，否则会影响自己的形象。

（1）注意场合：在一些寂静、严肃或禁用手机的场合改成振动状态，必要时关机。

在正式场合，不宜当众使用手机，若确实需要使用时，应暂时告退，另找僻静的地方通话。在公共场合使用手机，应侧身并轻声讲话，尽量不要影响和妨碍别人。

（2）注意安全：使用手机必须牢记安全至上的原则。不要在驾驶汽车时接听电话或发短信，以免发生意外。不要在病房、加油站等地方使用手机，以免所发信号干扰治疗仪器，有碍治疗效果或引发油库火灾、爆炸。不要在飞机飞行期间使用手机，否则会干扰仪器运行，影响飞行安全。雷雨季节不可在室外接打手机。

（3）保证畅通：看到未接电话，要及时回复，无特殊原因，与对方联络的时间不要超过5分钟。拨打他人电话后，要等待对方10分钟左右，在此期间，不宜再同其他人联络，以防电话占线。应及时缴费，以免因欠费停机。更换了手机号码，应尽快告知自己的主要交往对象，以保证彼此联络通畅。

2. 放置到位　使用手机，应将其放在适当的位置。正式场合，手机可放在随身携带的公文包内或口袋里。在与人交谈时，可放在手边、身旁、背后，也可放在手提袋内。

3. 尊重隐私　手机号码属于个人专有，不应该随便打听他人的手机号码。如果主人不同意，不许将主人的手机号码告诉他人，也不要随便借用他人的手机。

4. 短信礼仪　对短信内容的编辑和选择，应和通话一样重视。因为通过你发出的短信，即使是转发的，也意味着你赞同或至少不否认短信的内容，反映出你的品味和水准，因此，不要编辑或转发不健康的短信。

二、书信、函件礼仪

护士在工作和生活中常常要通过书信、函件等文书方式与周围的人进行各种交往，而"见字如面"，一个人的素质与修养往往在这些文书中就能体现出来，因此护理工作者有必要加强信函礼仪方面的修养。

（一）书信、函件的含义

书信是一种向特定对象传递信息、交流思想感情的应用文书。书信可分为社交书信和公务书信两种形式。社交书信一般指私人之间来往的信件；公务书信指用在公务活动中的各种信件，如介绍信、证明信、申请书、保证书等。

函，原意是指信的封套，后转义将信件尊称为"函"。

信函，在人们的交际活动中起到了十分重要的作用。作为传递信息、沟通情感的书面工具，同现代交际中所流行的电子邮件、短信、微信相比，信函作为实物更宜于收藏，并可以附加文字以外的情感因素，比如所用的信封和信笺的类型、邮票等，都可以传递情感信息。

（二）书信、函件礼仪

1. 格式规范　信函由信文和封文两大部分组成。

（1）信文：又叫笺文，由称谓、问候、正文、祝颂语、署名、日期及附言等几个部分组成。

称谓：表明发信函者与收信函者之间的关系，要求在第一行顶格写，称谓要使用礼貌用语，并加上冒号，表示下面有话要说。

问候语：正文通常以问候语开头。问候对方是书信中的一种礼貌、礼节。书面问候语比较简洁文雅，如"您好""新年好"等，问候语一般在称呼之下另起一行空两格书写，自成一段。

正文：是书信的主体，是写信人对收信人所谈的正事。正文从信笺的第二行开始书写，前面空两格。如果问候语单独成行，正文可在问候语的下一行空两格开始书写，转行时顶格书写。一封信中可专写一件事，也可兼叙数事，以表情达意准确为原则。通常先谈有关对方的事情，然后再谈自己的事情。正文写好后，如果发现有遗漏，可补充写在结尾的后面，也可写在书信右下方空白处，并在附言之前加上"另""又"等字样；或者在附言的后面写个"又及"或"再启"字样。

祝颂语：即祝词。在书信结尾时，向收信人表示祝愿、钦敬与勉慰的短语，要根据对象、书信内容、场合因素选择恰当的词语。如果祝词内容较多，可以单独成行，前面空两格书写。另外，也可以将其分为两部分，不在同一行书写。有两种表达方式：①将"祝""此致"等词单独占一行，前面空两格书写，而将"好""敬礼"等词另行顶格书写；②将"祝""此致"等词紧接正文末尾书写，不另起行，而将"好""敬礼"等词另起一行顶格书写。

署名：在祝词后另起一行，在信的右下角写上发信人的姓名叫作署名。在署名的前面一般还要加上合适的称谓，如"同学""好友"等。

日期：日期可空一格写在署名的后边，也可以另起一行，写在署名的正下方。

（2）封文：是在信封上书写的文字。国内信封一般使用标准信封，通常只要按照信封上标示的部位填写内容即可。信封左上角写收信人的邮政编码，信封的中间部分写收信人的地址和姓名，写信人的地址、邮编写在信封的右下角。

国际信封正面右下方写收信人的姓名、地址、邮编、国名，在信封正面的左上方写寄信人的姓名、地址、邮编、国名。

托人带交的信，应在信封左上角酌情写上"请交""烦交""面交""专送"等字样。

2. 语言礼貌　书信是一种书面谈话，讲究礼貌能使收信人产生一种亲切感和尊重感。书信中要采用与通信对象相适宜的书面语言，尽量多使用敬语、谦语、雅语等礼貌用语。

3. 字迹工整　书信主要靠文字来表达，文字内容不仅要让收信人看懂，而且要力求字迹工整、端正、规范、清晰，以保证整体美观大方。

4. 及时回复　一般情况下，收到他人来信后，应尽快回复，并对来信中需要回答的问题一一作答。因故迟复他人来信，务必向对方解释、致歉。

（三）电子邮件

在信息时代，电子邮件已经成为人们远程通讯的重要方式，它以其经济、快捷的特点成为信息沟通不可或缺的工具，无论是以信件还是附件的方式传递信息，都是社交礼仪的延伸，因此，在使用中应遵守相应的礼仪规范。

1. 认真撰写　向他人发送的电子邮件，一定要精心构思，认真撰写。在撰写电子邮件时，必须遵循以下礼仪：

（1）主题明确：一封电子邮件，一般只有一个主题，并且往往需要在主题栏注明，让收件人对整个邮件一目了然。

（2）文字流畅：为便于阅读，文字要简练流畅。尽量不写生僻字、异体字。引用数据、资料时，最好标明出处，以便收件人核对。

（3）确保邮件内容的安全性：基于网络的特点，也许发出的邮件将会永久保存或转印成文件到处流通，因此，在发送邮件时应谨慎地斟酌字句，以防存在可能引起纠纷的内容。注意不可发送涉及工作机密的邮件，不得将单位邮箱的密码转告他人。

（4）使用文明用语：邮件内容虽然简洁，但同样要注意礼貌，特别是称谓、祝颂语等要使用相应的礼貌用语。注意撰写英文邮件时不可全部采用大写字母。

（5）格式完整：按照书信的格式撰写，不要有头无尾或无头无尾。

2. 正确使用　在使用电子邮件时要注意：

（1）应遵守一般法律规定：因为在进行网际沟通时，通过计算机系统，撷取、复制或篡改他人作品是相当容易的，因此在网际空间必须尊重知识产权。凡是引用或改编他人文字或图绘作品时，必须对原作者与原作品的出处详加注明，以示尊重。

（2）尽可能缩小传递信息的容量：传递冗长文字与大型图绘均会占用大量的频宽，易造成网络塞车，因此，应谨慎考虑传送讯息容量的大小。

（3）发送附件要考虑对方能否阅读该文件：现在文件类型较多，尤其是大型文件压缩格式如 rar 格式、zip 格式等，可能会造成使用者无法顺利阅读文件，所以在使用附件功能时要考虑周全。

（4）定期检查计算机系统的日期与时间的自动标示：电子邮件传送时会以所用计算机的设定日期与时刻来标示邮件发送的时间，为避免不必要的误会或窘态发生，使用者须定期检查计算机系统日期与时间的设定是否正确。

3. 注意安全

（1）小心过滤，注意扫毒：转寄不确定的邮件给他人时要小心过滤，对来历不明的信件要谨慎处理，必要时删除。转寄前要对系统进行病毒扫描，以免不小心把病毒带给对方。

（2）注意保密：多址同步传递时，应以秘密附件方式传递，这样收信人只会看到信的内容，而不知道其他收件人是谁。

4. 及时回复　收到电子邮件要及时回复，每天均须查看电子邮件，对有价值的信件可以下载并存储；对不需要的邮件应立刻删除。

三、传真礼仪

在护理工作中会经常用到传真，应遵循以下礼仪规则。

1. 熟悉流程　在发传真前，先要熟悉传真机的操作流程。一般来说，只要把要传的文件插入传真机文件输入口，拨通对方的传真机号码，对方回复后，按"开始"（有的是"发送"）按钮，就可以发送。

2. 内容严谨　传真内容要简明扼要，严谨准确。为确保这一点，发送前要再次核对。传真内容应包括传真文档的时间、页码，并写清接收人的全名和称呼，尤其是信尾的签字不能省略，否则任何人都可以轻易冒名发邮件了。

3. 规范操作　其一，发传真前，要先通知对方，收到传真后要给对方回信，确认已收到，收到传真后要及时处理，使用时要考虑到图像、文字是否失真；其二，发送或接收传真时，如果需要人工呼叫，在接通电话时应首先口齿清晰地说"你好"，然后报出自己的单位名称以及详细的部门名称等。通话时，应做到语气热诚，口齿清晰，语速平缓。电话语言要简洁、得体、准确，音调适中，态度自然。

4. 资料备份　传真的资料不易保存，因此，重要的传真文件要复印备份。

四、微博、微信礼仪

为了构建和谐、法治、健康的网络环境，在使用微博、微信时应遵循一定的礼仪规范。

1. 遵守现行法律法规，不发布危害消息　微博、微信用户有发布信息的权利，但不得发布危害信息，这些危害信息主要包括：危害国家及社会安全的信息；垃圾广告，包括垃圾信息和恶意行为；淫秽色情信息等。

2. 要有责任意识，不发布不实信息　毫无疑问，微博、微信是信息的发源地，发出的每一条信息都有可能在网上迅速传播，因此，发布者要增强责任意识，对自己的言行负责，应讲究诚信，准确表达。不能发布不实信息，所谓不实信息主要包括整体失实、夸大事实、捏造细节、图文不符、过期信息或信息残缺、断章取义等。对别人的微博、微信要具体分析，明辨信息的真伪善恶，做到不盲目相信、不盲目跟风、不盲目转发。

3. 讲究文明，不发布侵权信息　微博、微信是网络社交平台，同样要讲文明礼貌，互相尊重。因此，在微博、微信交往中，应尊重他人的名誉权，对于他人的真实姓名、身份证号、电话号码、家庭住址及不愿公开的其他个人信息不得轻易泄露。应尊重他人的肖像权，未经他人同意不得擅自修改其肖像。应尊重他人的安宁权，不得用微博骚扰他人，不应以评论、私信、求关注等方式对他人反复发送相似或相同的信息。应尊重他人的著作权，转发他人原创内容需注明出处或带有明显转发标志。

【案例讨论】

2011 年 6 月 21 日，新浪微博上一个名叫"郭某 Baby"的网友颇受关注，这个自称"住大别墅，开玛莎拉蒂"的 20 岁女孩，其认证身份居然是"中国红十字会商业总经理"，其真实身份也众说纷纭，有网友称她是中国红十字会副会长郭某的女儿，由此引发很多网友对中国红十字会的非议。

警方查明，郭某及其母与中国红十字总会无直接关联。事件发生后，社会捐款数以及慈善组织捐赠数额均出现锐减。

从这则案例中我们可以得到什么启示？

第三节　接待礼仪

一、邀请礼仪

邀请既是人际交往的常见形式，也是我国传统的礼仪形式之一。护理人员掌握邀请的有关知识，对于协调人际关系、扩展社会交往、增进了解和友谊，有着重要意义。

（一）邀请的含义

邀请是约请亲友或有关单位、个人前来参加本人或本单位某个礼仪活动或进行会面的商定性通知。邀请的使用范围很广，个人的家宴、婚礼、喜庆等都要使用邀请，机关团体、企事业单位举行各种典礼仪式或业务活动，如开幕开工典礼、研讨会、表彰会、文艺晚会等，也都要用邀请。

（二）邀请的方式

邀请的方式有口头方式和书面方式两种。应根据内容和具体情况确定用什么方式。

1. 书面邀请　一般情况下，比较庄重、盛大的活动都会用正式的书面邀请书，也叫请柬。邀请书可以邮送，也可派人递送，对尊长应由东道主亲自送达。

请柬是专为邀约客人而发的书面通知。为了表现邀约态度的郑重，请柬的制作应力求精致，多用硬质的卡片纸制作，颜色通常为红色，也可采用其他喜庆高雅的颜色。书写请柬时，其封面格式和内文格式要符合礼仪规范，文字内容既要准确、简明，又要措辞文雅。在递送请柬时要注意不宜过早或过晚，免得对方忘记或措手不及。

范文：

某×女士/先生：

兹定于 5 月 12 日晚 7：00—9：00 在护理学院会议中心礼堂举行护士节庆祝大会，敬请光临。

　　此致
敬礼！

某×护理学院
2014 年 5 月 6 日

2. 口头邀约　通常普通性事务多采用口头邀约。口头邀约，可以当面邀约，也可以电话邀约或托人带口信邀约。

口头邀约因其形式简单、方便，故在日常交往中经常使用。口头邀约时，语言要明确、笃定，避免含糊其辞，以免使对方产生没有诚意或客套的感觉。邀请时态度要庄重、认真，不然会因为方式的简单而给对方怠慢、生疏的感觉。如果距离邀约时间较长，应在约期临近时再次当面或电话复邀，以免对方忘记。

二、拜访与迎送礼仪

拜访与迎送是社会交往活动中不可缺少的重要内容，也是日常护理工作进行的实践活动之一。正确运用拜访与迎送礼仪，不仅能体现护士良好的职业素养，而且能提高护理服务质量。

（一）拜访礼仪

如果邀约地点是在某一方的家中，那么赴约即为拜访。拜访是一种常见的社交形式，也称拜会。拜访礼仪包括为客的礼仪和待客的礼仪。

1. 为客的礼仪要求 到亲朋好友家做客，要遵守一定的礼仪规范，其基本的原则是客随主便，即客人要优先考虑主人的意愿。具体要求有以下几点：

（1）有约在先：所谓有约在先，是指需拜访他人时，应提前约定，不要做不速之客。有约在先涉及四个要领：①约定时间。这既包括到达的时间，也包括拜访离去的时间。约定时间可以让主人有所准备，不至于影响下一个安排。②约定地点。指事先约定具体的会面地点。③约定人数。即约定拜访的具体人员。④约定主题。不管是因公还是因私，拜访如能事先约定话题，可以给对方准备的时间。

（2）着装适宜：一般性的拜访，应选择既能显示出对主人尊敬也可突出自己个性的服装。着装要干净整洁、端庄大方，不必过于华丽、标新立异，也不可衣冠不整、蓬头垢面。如果是庆贺喜事时，则可适当地选择美观华丽的服饰，以充分表达与主人的同喜之情。

（3）上门守礼：即登门拜访过程中，应该做到：①抵达前预先告知。例如出门前或快到拜访人家门之前，应打电话确认、通知。②准时抵达。不要迟到，也不要早到。③见面问候致意。一般来说，需问候的人包括所拜访的对象、对方的家人和当时对方家里在访的客人。④遵循对方的要求，如脱掉外套，更换拖鞋等。⑤按双方指定的地点就座，不随意走动。

（4）告辞有礼：向主人告辞时应注意以下几点：①适时告退。所谓适时，是指要按约定的时间告退。如果没有约定时间，应按半个小时到一个小时的常规时间设定，如果期间主人有急事，应即时告退。②告别时要向在场人员致以问候。③如果归程较远或是在晚上，到家后要向对方报个平安。

2. 主人的礼仪要求

（1）发出邀请：一般情况下，客人来访都会事先约定，但也有由主人自己发出邀请约定者。常用的邀请方式有：口头当面邀请、电话通知邀请、递交请柬邀请等。日常生活中的普通聚会，一般多使用前两种方式，而比较隆重的庆典，如婚礼、开业等常用请柬正式邀请，不仅表现出对客人的尊重而且还可以给对方留作纪念。

（2）做好准备：主人应在客人预约来访之前，做好各种准备工作。应整理好房间和各种必需的物品，注意干净整洁，桌椅舒适，物品充足，使用方便。避免客人到来之后手忙脚乱，无形中显示出自己接待客人缺乏诚意。

（3）礼貌待客：在约会前，主人应更换好适宜的服装。听到门铃声响，主人应亲自前去开门，将客人引入客厅并介绍给在场的其他客人，等客人入座后自己再坐下。对客人要一视同仁，不可有亲疏远近之分。与客人交谈中，如需接听电话或确有急事必须暂时离开，应向客人礼貌地说明，表达歉意。

（4）适宜相送：客人告辞时，主人应表示出挽留之意。如果是在自己家中，不要抢先为客人开门，似乎在下逐客令。如果在饭店或其他场合，不要让客人开门。应避免开门或关门发出过大声响而产生误会。送别客人一般到大门外即可，如住楼房，应将尊贵的客人或长辈送至楼下或院外，握手说"再会"，并挥手目送客人离去。

（二）迎送礼仪

迎来送往是护理日常工作的重要环节之一。掌握并正确地运用迎送礼仪，不仅能体现出护士良好的人文素养，而且能提高护理服务质量。

1. 迎接礼仪　确定迎接规格，要求主要迎接人员与来宾身份相当或相差不大，尽量做到对等、对口，如某院校的校长到医院来洽谈工作，一般由医院院长亲自接待。迎接客人必须在来宾乘坐的汽车（火车、轮船、飞机）抵达前到目的地等候，并安排好迎接的车辆。

2. 接待礼仪　接待人员要仪表端庄，举止大方。对来访之人，无论职务高低、是否熟悉都应热情有礼，微笑相迎，礼貌接待。见到来宾后，应根据来宾的姓名、性别、年龄、身份、习俗以及来访性质等，主动招呼、问候，并作相应介绍或自我介绍。主动帮助客人提取行李，但最好不要拿客人的公文包或手提包。陪同客人乘车时，应主动为客人打开车门；上车时，最好为客人打开右侧车门，下车时应一手拉开车门，一手遮挡车门框上沿，以免客人头部碰撞到车顶门框。在引导客人通过走廊时，接待人员应走在客人前两三步，配合步调，让客人走在走廊的内侧。在上楼时应让客人走在前面，接待人员走在后面。下楼时，应该由接待人员走在前面。上下楼梯时，应注意客人的安全。走入会客厅时，接待人员应用手示意客人坐上座，主人在旁陪同。待客人入座后，应主动上茶，端茶要用双手，交谈过程中应及时续茶；还可另备一些水果、干果并及时为客人送上。

护理人员在日常工作中，由于接待场地和条件的限制，虽然很难像在会客厅一样周到，但也必须注意礼貌和礼节。如新入院的患者到来时，护士应起身微笑相迎，一边安排病人坐下，一边亲切问候和自我介绍"您好！我是内科护士某×，今天由我来接待您，请把病历交给我"，同时双手接过病历以示尊重。

3. 送客礼仪　客人准备告辞时，接待者应婉言相留。即使客人执意要走，也要等客人起身后，主人再起身相送。无论是送至电梯、门口或车站，都要挥手道别，对远行的客人说"旅途平安""一路顺风""欢迎下次再来"等话语，待客人走远或车船开动后方可离开。

在护理工作中，当患者出院时，护理人员应对患者的康复表示祝贺，并感谢患者在住院期间对医院工作的支持和配合。而且应对患者做好出院前的指导，告诉患者如何服药、随访、进行康复锻炼以及出院后的日常保健等。待患者办好出院手续后，护士应将患者送到病区门口或车上，嘱咐其保重身体，然后向患者行握手礼或鞠躬告别。

三、馈赠礼仪

馈赠即赠送礼品，这是人际交往中表达友情、尊重、敬意、祝贺、纪念和感谢的常用形式，是人类社会生活中不可缺少的交往内容，运用得当可以加深双方的理解，增进友谊。中华民族自古就有"礼尚往来"之说，现代人际交往中，正当的馈赠不仅是感情的物化，也是馈赠者人品和诚意的体现。馈赠礼仪是礼品的选择、赠送和受赠过程中必须遵守的惯例和规范。

(一) 礼品的选择

礼品是人们往来的有效媒介之一，像桥梁一样直接传递着情感和信息，因而历来颇受重视。受人欢迎的礼品通常符合以下要求。

1. 纪念性 在多数情况下，馈赠的礼物无须过分强调它的价值、价格，而应主要突出其纪念意义。所谓"千里送鹅毛，礼轻情意重"指的就是礼品所代表的独特的含义。

2. 适用性 馈赠的礼品，首先要符合对方的某种实际需要，或有助于对方的工作、学习或生活，或可以满足对方的兴趣、爱好。常言说"送人千金，不如投其所好"，所以，选择符合受礼者身份、年龄、习惯、品味的礼品比较得当。

3. 独特性 送人礼品须精心构思，富有创意，使其新、奇、特、时尚。独具匠心的礼品往往能给人耳目一新的感觉，更能体现出馈赠者对受礼者的重视。

4. 便携性 选择礼品要考虑接受者的条件，尤其是对外地的客人、年老的客人及体弱的客人，要注意礼品的便于携带性，对于易碎、沉重、不易携带的最好不要列入选择范围。

(二) 赠送的要素

赠送的要素即"六 W 原则"，包括送给谁（Who）、为什么送（Why）、送什么（What）、怎么送（How）、何时送（When）、在什么场合送（Where）。

1. 送给谁（Who） 即赠送对象。这是赠送礼品时首先要考虑的问题，一定要充分考虑彼此间的关系，选择合适的礼品赠送。

2. 为什么送（Why） 即赠送目的。赠送目的或为表达友谊，或为祝颂庆贺，或为酬谢宾客，或为慰问哀悼，或为访友、还礼等，赠送时一定要说明赠送的目的，否则会使对方感到莫名其妙或产生疑惑。

3. 送什么（What） 即赠送的礼品。赠送礼品要根据赠送目的、赠送对象的需求精心选择，投其所好，避其所讳。

4. 怎么送（How）　即赠送方式。一般有三种形式：当面赠送、托人赠送、邮寄赠送。赠送时要充分考虑礼品的种类、价值、寓意等因素，选择合适的赠送方式。当面赠送最常见，最有助于对方接受礼物。

5. 何时送（When）　即赠送时机。如果是拜访主人，赠送礼品比较得体的时刻是在进门之初，表现出对对方的尊重和敬意。但如果是接待客人，赠送礼品多选择在客人临走前。具体还要根据馈赠者和受赠者的关系与馈赠形式来决定。

6. 在什么场合送（Where）　即赠送场合。选择赠送礼品的地点应遵循以下原则：在公务交往中，赠送礼品应在工作地点或交往地点；在私人交往中，赠送礼品应当在家中。

（三）赠送的礼仪规范

1. 精心包装　精美的包装使礼品显得大气、高档，而且还能使受赠者感到自己备受重视。好的礼品若不讲究包装，不仅会使礼品逊色，还容易使人产生"人参变萝卜"的缺憾感，从而轻视礼品的内在价值，无形中折损由礼品寄托的情谊。

2. 表现大方　赠送礼品通常是为了表达心意、联络感情，并不是在做"亏心事"，所以要神态自然，举止大方。赠送时应着装规范，起身站立，面带微笑，目视对方，双手将礼品送到对方手中，不能放下后由对方自取。若礼品过大，可由他人帮忙递交，但赠送者本人最好伸以援手。若同时向多人赠送礼品，应先长辈后晚辈、先女士后男士、先上司后下级，依次有条不紊地进行。

3. 认真说明　赠送礼品时应认真地说明，语言要得体。

（1）说明因何送礼：如探视患者时，送礼品的同时说"祝早日康复"，对方自然会明白送礼的原因。

（2）表明自己的态度：送礼时切勿自我贬低，如"我不会挑选，凑合吧"。应当实事求是地说明自己的态度，如"这是我为你精心挑选的，希望你会喜欢"。

（3）说明礼品的寓意：送礼时介绍礼品的寓意，能让对方更加理解送礼者的心意，从而增加礼品的内在价值。如"希望这支笔能继续书写我们永恒的友谊"等。

（4）说明礼品的用途：若送的礼品较为新颖、时尚，则有必要向受赠者说明其用途、用法，必要时应加以演示，好让对方明了礼品作何用、如何用等。

（四）受赠的礼仪规范

1. 欣然接受　接受礼品时，应起身相迎，仪态大方，面带微笑，目视对方，双手接过礼品的同时表示谢意。如果是比较正式的场合，接受礼品后可用左手托住礼品，右手与对方握手致谢。

2. 拒绝有方　拒绝接受礼品时要讲究礼貌和方式，先向对方表示谢意，再向对方说明拒绝的原因，切忌令人难堪。一般可用婉言相告法，即用委婉的、不失礼貌的语言，向赠送者暗示自己难以接受对方的好意；或用直陈缘由法，即在不影响赠送人情面的前提下直截了当地说明原因；还可采用事后退还法，但退还礼品不宜拖延过久，最好在接受礼品 24 小时之内，切勿将退还之物私下拆封，更不能用过之后再退还。

3. 依礼还礼 接受他人礼物时，应充分表达谢意，必要时还应选择适当的时间、以适当的方式还礼。还礼时间可选择在客人临别时，或登门回访时，或对方婚、丧、喜庆的日子。回赠的方式，可用与对方同类的礼物还礼，也可用大致等价的礼物还礼。

第四节 宴请礼仪

宴请是护理工作者在社会交往中常见的一种礼仪性活动。由于宴请对主人来讲是一项重要的社交活动，对宾客来说是一种礼遇，自然就形成了一套宴请礼仪风俗。主人和客人都应该根据这些礼仪要求，全力去做好。

一、宴请筹备

1. 确定好宴请的目的、名义、范围和形式 宴请的目的可以为一个人或几个人，也可以为一件事；宴请名义要注意身份对等；宴请范围要考虑级别、人数、何人作陪等各方面的因素；宴请形式在很大程度上取决于当地的习惯做法。一般来说，由单位举办的，规格高、人数少的以正式宴会为宜；而由单位举办的，参加人数多的以冷餐会或酒会为好；私人宴请则以便宴、家宴较合适。

2. 确定好具体时间和地点并发出邀请 时间应以主宾双方都合适为宜，地点多由主人一方决定。各种正式宴请均应提前发出请柬，利于客人及早安排日程。请柬发出后，要及时落实客人是否能到席，以便安排席位。

3. 根据宴会活动性质和经费预算订菜 选菜时，在确定好价位的前提下多考虑客人的爱好与禁忌，如能选用有地方特色的食品招待会更好，菜肴道数和分量也要适宜。

4. 做好席位的安排和环境的准备 事先安排好座次座位，大型宴会应有专人引导，以免宴会秩序发生混乱。宴会餐厅最好选在环境优雅、备有休息室的饭店。

二、中餐礼仪

中国的饮食文化源远流长，这其中包含着丰富的用餐礼仪文化。了解并遵守用餐时的礼仪规范，在社交中既是对他人的尊重，也是对个人形象的维护。

1. 餐具的使用 中餐的餐具虽不像西餐一样复杂，但碗筷盘碟的使用也各有讲究。

（1）筷子的使用：中式餐饮的主要进餐工具是筷子。使用筷子时，不能随意用筷子敲打杯盘碗碟，也不能拿着筷子在菜肴里翻来翻去，更不能在餐桌上乱挥动筷子甚至用筷子对别人指指点点。需要使用汤匙时，应先将筷子放下。用餐时如果不得已需要暂时离开，要把筷子轻搁碟边，表示你回来还要继续享用；如果把筷子放在饭碗上，就等于告诉服务员，你已经酒足饭饱可以收碗了。

（2）其他物品的使用：正式宴会中，不宜当众使用牙签，如有必要使用，可以到洗手间去清除。在餐桌上必须使用牙签时，最好用手捂住嘴轻轻剔，边说话边剔牙或边走边剔牙都是不雅观的举止。

另外，在一些较为正式的宴会餐桌上，有时会摆有一小碗清水，上面飘着一两片薄薄的柠檬，这是供客人洗手用的。洗手的时候要注意，只需把双手的手指伸进水中轻轻地涮一下，然后把两只手放在低于桌面的地方用餐巾擦干。

2. 文雅进餐 一般中餐的上菜顺序是：先上饮料、酒及凉菜，后上热菜，然后上主食，最后上甜食点心和水果。在用餐时要注意自己的吃相，不要狼吞虎咽。品尝食物时，要细嚼慢品，不能发出声响。食物或饮料一经入口，除非是骨头、鱼刺、菜渣等，一般不宜再吐出来。口中有食物的时候，不要开口说话，如恰逢别人问话，可等食物咽下再回话。整个进餐过程中，要热情与同桌人交谈，眼睛不要老盯着菜肴。

三、西餐礼仪

西餐是指对西方国家餐饮的统称，其基本特点是要用刀叉进食。从总体上来讲，吃西餐的礼仪规范比中餐更为严格。

（一）进餐的顺序

西餐是吃一道菜上一道菜，西餐中比较正规的宴请是有餐序讲究的。西餐通常分为正餐和便餐两种类别。正餐第一道是开胃菜，又称头盘、前菜。有冷热盘、头盘之分。第二道是汤，西餐的汤也叫开胃汤，通常有清汤、奶油汤、蔬菜汤和冷汤等四种类型。第三道是副菜，一般为水产海鲜类和禽蛋类的菜肴。第四道是主菜，一般是肉、禽类。第五道是沙拉，即蔬菜类菜肴。第六道是甜食，又称甜品，包括甜味食品或水果。最后一道是咖啡。

至于便餐就比较简单，通常要一个沙拉、一份汤、一道主菜、一个甜品，有的时候甜品也可以不要。

（二）餐具的使用

吃西餐最复杂的是如何正确使用餐具。若不了解各种餐具的不同用途及使用规矩就会无从下手，甚至贻笑大方。

1. 餐巾的使用 餐巾的主要功能是防止油污汤水溅到衣服上，其次是用来擦去嘴边或手上的油污。使用餐巾礼仪主要有以下几点：

（1）参加正式宴请，一般是主人把餐巾摊开使用时，客人才可拿起餐巾，因为主人拿起餐巾使用是宴会开始的标志。同样，主人若把餐巾放在桌子上了，就是宴会结束的标志。

（2）在进餐时，餐巾正确的放置位置是摊开平放在腿上，以免进餐中可能滴落的汤水菜汁会把裙子或裤子弄脏。

（3）用餐中如要离开座位，应把餐巾放在自己座椅的椅面上，表明你还没用完餐，如果放在桌子上，就表明你已经吃完了。而如果主人将餐巾放在桌子上以示用餐完毕，客人也应将餐巾放在桌子上，停止进食。

（4）餐巾的主要用途是用来对付进餐中的汤汁油污的，因此，不可以用它来擦脸或擦汗，更不能用它擦杯盘刀叉或擦桌子。如果在主人面前拿餐巾擦餐具，等于告诉主人餐具不干净，会令主人难堪。在进餐中如果要和别人交谈，可以用餐巾先把嘴擦一擦再和别人说话。

2. 西餐刀叉的使用　不管是正餐还是便餐，每吃一道菜，都要用不同的刀叉杯盘，其摆放拿取和使用都有相应的礼仪规范。

（1）刀叉的摆放拿取：一般西餐刀叉的摆放布台，是根据不同食物的需要和上菜顺序摆放的。使用的时候，大体上是按照"由外至内"和"由大到小"的顺序和原则取用，即先拿餐盘两边最外面那一副，然后再一道菜一道菜往里取用。餐盘右上方，也就是两排刀叉当中偏上横放的一副刀叉，是吃甜品专用的，要留到最后使用。

（2）刀叉的使用：用餐时，惯用方法是左手持叉右手握刀，右手将食指按在刀背上。将刀用力轻稳地把食品切成小块，食物宜切一块吃一块，缓缓送入口，这就是所谓的"欧洲式的吃法"。而"美国式的吃法"则是先用左手拿叉、右手拿刀把盘子里的东西全部切好，然后右手把刀子放到旁边，接过左手的叉子，叉食分割好的食物。

盘中的食物如需要推移，以用刀推为宜，所有食物一律用叉子取食，切忌用刀子叉肉进食。

（3）进餐过程中刀叉的放置：当一道菜已经吃完，或者用餐完毕，可将刀叉并排横放在盘上，握把向右，刀口朝向自己，叉齿朝上，这表明你已经吃得很满足，盘子可以拿走了。如果在用餐中要跟别人交谈，或者需要暂时离开，之后还要继续食用，就要将刀叉在盘子上交叉摆放成汉字的"八"或"人"字。刀右叉左，刀刃朝内，叉子是弓朝上，齿朝下，以示尚未吃完。

3. 西餐汤匙的使用　西餐中的汤匙，通常是放在刀的外侧。一般会有两把或者三把，如果是两把，则一把喝汤用、一把吃甜品用；如果有三把，则还有一把是用来喝红茶或咖啡的。使用汤匙时要注意：

（1）汤匙要从外侧向内侧依序取用。

（2）在西餐宴席上喝汤，须借助汤匙一勺一勺地舀起来喝。

（3）汤匙不用的时候须放在餐盘里，不能放在汤碗或杯子里。

（三）文明进餐

进食西餐时要注意自己的仪表姿态，餐具不能发出声响，不能把手放在餐桌下面，还应适当称赞菜肴的味道，这是对女主人的尊重，也是对其全家的尊重。

四、酒水礼仪

传承数千年的酒文化，积淀了丰厚的礼仪风俗，无论是朋友小聚，还是宴请宾客，都必须遵循一定的礼仪规范。

1. 无酒不成席　凡设席宴客必须置酒，否则会被视为对设宴或对宾客的不尊重，即使主人或客人不胜酒力，也应拿些红酒、啤酒甚至米酒充当。总之，酒席中少了酒就失去了灵魂。

2. 斟酒八分满 "茶七酒八"是流传很广的一句话，是说斟酒只能斟八分满。常说的"满上满上"就是指斟八分酒而言，这也暗示喝酒之人不可贪杯过量，就是有十成酒量的人，喝到八成就行了，这样既不伤身体，又不会出洋相。

3. 叩指礼 当主人给你斟酒的时候，把食指和中指并在一起，轻轻地在餐桌边上点几下，以示感谢，就叫"叩指礼"。这个礼节在新加坡、马来西亚和我国广东、福建、香港等地尤为盛行。

4. 先干为敬 两人碰杯，先干者表示对对方的敬意和尊重。通常情况下，下级向上级敬酒时，下级先干；晚辈向长辈敬酒时，晚辈先干；男士向女士敬酒时，男士先干。

5. 低杯为敬 身份低或年轻者向身份高或年长者敬酒碰杯时，前者应将杯身略低于后者的杯身为佳，否则会被视为不礼貌。

6. 起身为敬 同桌敬酒，如身份、年龄相差较大，年轻、身份低的人应站起来向长者或身份高的人敬酒。为表敬意，也可走到长者或身份高者身旁敬酒。

7. 双手捧杯为敬 年轻、身份低的人向长辈或身份高的人敬酒，以双手捧杯为敬。

8. 碰杯必喝干 通常所说干杯，都是象征性的，而酒杯与酒杯相碰之后，则必须喝干。

9. 敬酒讲秩序 敬酒应按年龄大小、职位高低、宾主身份为序。敬酒前一定要充分考虑好敬酒的顺序，以免出现尴尬的情况。即使分不清职位或身份，也要按统一的顺序敬酒，例如，从自己身边按顺时针方向开始敬酒，或是从左到右、从右到左进行敬酒等。只要敬酒，全桌都要敬，不可遗漏。

10. 代酒讲规矩 宴会上，对方给自己敬酒，而自己又不胜酒力，这时可请人代酒（代饮）。代酒讲究一定的规矩：只能上级找下级代、年长者找年轻者代、女士找男士代，反之，则为不礼貌。

> ## 知识拓展
>
> ### 叩指礼的由来
>
> 乾隆微服南巡时，到一家茶楼喝茶，当地知府无意中知道了这一情况，便微服探访。到了茶楼，就在皇帝对面末座的位上坐下，皇帝心知肚明，也不去揭穿，久闻大名、相见恨晚地装模作样一番。皇帝给知府倒茶，知府诚惶诚恐，但也不好当即跪在地上谢主隆恩，于是灵机一动，弯起食指、中指和无名指，在桌面上轻叩三下，权代行了三跪九叩的大礼。于是这一习俗就这样流传下来。

第五节　庆典礼仪

庆典通常是为了某项工作取得显著成绩或预祝某事顺利完成，还可以是为了某个纪念日、节日举行的隆重仪式。在日常社交和工作中，护士经常会参加一些庆典活动，因此，护士应掌握必要的庆典礼仪，以维护职业形象，树立社会威信。

一、庆典准备礼仪

准备工作是典礼活动组织中的重要环节，可以说，准备工作做得充分、周密，就意味着典礼成功了一半。

（一）明确规模

典礼准备首先要确定规模的大小。主办单位要根据典礼需要拟定出席人名单。为使典礼显得隆重，一般要特别邀请几位身份较高的贵宾参加。

（二）组织分工

典礼活动一般用时不长，但对各项烦琐工作不可疏漏，要有得力人员统筹策划，做出明确分工。如负责邀请和接待客人的、负责典礼程序和后勤保障的、负责全面领导和协调的，等等，都要各负其责，密切配合，保证典礼圆满成功。

（三）拟定程序

程序是典礼活动的中心环节，典礼的效果主要由程序决定。拟定程序，要先选好主持人。主持人应机灵、干练、口才好，有应变能力，并且熟悉各方面情况。因为主持人担负着掌握进程、驾驭全局、调节气氛的重任。

典礼程序一般由宣布典礼开始、公布贵宾名单、致辞、答辞和礼成等几项组成。在拟定程序的同时，还要安排好致辞人，每个人的发言应当言简意赅，切忌冗长。

（四）布置场地

要根据典礼的规模、时间、形式的要求安排场地，进行布置。场地的音响设备要保持良好，有的还要安排锣鼓、鞭炮和乐队，以渲染气氛。

（五）后勤工作

典礼的后勤工作是比较繁重的，稍有不慎就会出现漏洞，所以，事先要有充分准备。对来宾接待、食宿交通、经济账务、所需物品等，都要安排专人负责。

（六）发出通知

确定宾客名单后即可发出通知。通知的形式可以用书面形式——请柬，也可以用口头或电函形式，对重要的贵宾应当由东道主亲自出面邀请，并呈请柬。

请柬的格式是：

某先生（女士）：

兹定于某月某日上午某时，在某处举行某某校庆典礼。敬请光临！

某某大学

某某敬启

二、庆典过程中的礼仪

典礼开始后，工作就应按照计划有序进行，工作人员按照各自分工分头开展工作。

（一）接待宾客

宾客到来，接待人员应立即以礼相迎，需要签到的应让宾客在签到簿上签到。贵宾到来，由东道主亲自迎接并陪贵宾交谈、休息，等待典礼开始。

（二）检查巡视

典礼临近开始时，要认真检查各方面工作是否完备，重要的宾客是否到齐。发现问题及时处理。时间一到即请东道主、贵宾和有关人员入场到位。

（三）进行

典礼由主持人宣布开始后，按程序进行。开始鸣炮、鼓掌或奏乐以烘托气氛，然后宣布主要客人名单，再依次致辞发言和其他活动，最后宣布礼成。典礼结束后要及时欢送宾客，结算账目，清理现场等，使典礼始终保持严密的组织，严格的纪律，完整的程序。

三、颁奖仪式礼仪

颁奖仪式就是对先进个人和先进集体进行表彰和奖励所举行的隆重仪式，这既是对先进的肯定和鼓励，也是对群众进行宣传教育、树立榜样、推动工作的有效方式。

（一）颁奖仪式准备工作的礼仪

1. 会场　颁奖仪式应选在较大的场地进行。

2. 主席台　主席台上方要悬挂大红横幅，写明"某某颁奖大会"。两旁还可悬挂相应的口号与标语或对联。主席台后面可悬挂彩旗、会标等。

3. 领奖人座位　领奖人一般应安排在观众席前排就座。

4. 奖品　准备好奖品。

（二）颁奖典礼的程序礼仪

1. 宣布表彰典礼开始　主持人一般由本单位的负责人担任。主持期间，要精神饱满，热情洋溢；要顾及台上台下各个方面，要随机应变。

2. 领导讲话　领导上台讲话时，台下的人应报以热烈的掌声。讲话开始后，会场要保持安静。

3. 宣布先进集体和先进个人名单并颁奖

（1）以领奖人上台的次序依序递送奖品，颁奖时应伴以欢快的乐曲。

（2）颁奖、领奖要用双手，颁奖人要主动与领奖人握手致意，表示祝贺。

（3）领奖人应着装整洁、大方、端庄，仪态自然。领奖时要依顺序出入上下。领奖时要面带微笑并表示谢意，然后转过身，面向全场观众鞠躬行礼，并可举起奖品向观众致意，要及时走下主席台，使会议继续进行。

4. 先进集体或先进个人代表发言　发言人应衣着整洁、大方，仪态自然，步履稳健。发言时，要身体正直，稍前倾，有激情。

5. 散会　宣布散会后，还可对获奖人表示祝贺，同时共同庆祝单位的发展，并称赞参会者在会议中的表现，以表示对参会人的重视。

四、开幕（开工）仪式礼仪

开幕（开工）仪式是指一个活动正式开始时举行的大型庆祝活动。开幕（开工）仪式可以使主办单位或社会团体扩大社会影响力，树立良好的社会形象。因此，主办单位应做好活动的准备工作，以使开幕（开工）仪式隆重而热烈。

（一）开幕（开工）仪式的准备工作

1. 恪守原则　筹备和举行开幕（开工）仪式应始终按照"适度、隆重、节俭"的原则进行。

（1）适度：是指在举办开幕（开工）仪式前应评估其必要性，仪式的规模应与本单位的具体情况相符合，切忌一味求大。

（2）隆重：是举办活动的重要作用之一。隆重的开幕（开工）仪式不仅可以提升单位的形象，还可以唤起本单位职工的自信心和自豪感。

（3）节俭：在举办开幕（开工）式时，应本着勤俭节约的原则，量力而行，切忌铺张浪费。

2. 准备工作

（1）做好舆论宣传工作：举办活动的主旨是为了提升本单位的形象，所以要为此做好有效的舆论宣传，吸引民众的注意，赢得民众的认可。舆论宣传主要可以通过广告宣传和媒体宣传进行。

（2）做好人员选定工作：确定出席本次活动的上级主管部门、地方、主办单位、协办单位、赞助单位以及相关单位的领导人代表；邀请社会贤达、各界新闻媒体代表。

若是一般活动，可由主持人致开幕词。重要的活动，主办方还要确立身份较高的领导人致开幕词，致辞人的身份应高于主持人，如主持人是学院副院长，那么致辞人应是学院院长。

　　如今，很多开幕（开工）仪式都安排剪彩，剪彩人一般应是主办方级别最高的领导人，也可邀请上级领导、协办方领导与主办方领导共同剪彩。

　　（3）做好来宾邀请工作：在人员确定好之后，主办方要提前对所有参加人员发出书面邀请。书面邀请分为请柬、邀请信和通知三种形式。请柬用于邀请一般来宾；邀请信可根据不同对象来写，除表达邀请出席的诚意外，还可提出一些请求；书面通知则是内部人员专用。请柬和邀请函可根据需要由专人送达或邮寄。书面邀请函发出后，还应进行电话落实。

　　（4）做好场地布置工作：①入口布置：入口处应有主会标、欢迎拱门、横幅、彩旗、鲜花、氢气球、红地毯、签到台、引导牌以及休息座椅等。签到台可设在入口处，如在室外举行也可设在主席台一侧。签到是举行开幕式的重要环节，既表示对来宾的欢迎，又可以留作纪念。签到处要有醒目的标志，并安排专人负责接待。庆典性开幕（开工）仪式在签到时还要给来宾准备胸花。签到簿设计应美观典雅或热闹喜庆。②主会场布置：背景墙上端可挂大型红色横幅，书写庆典主题，中间图案设计要紧扣主题，下端两侧可摆放立式花篮（根据场地确定数量）。如果活动时间较短或规模较小，主席台可不设座位，站立进行即可，但台下应事先划分好场地以便维持现场秩序。为显示隆重和表达敬意，可在来宾尤其是贵宾站立之处铺设红地毯。时间较长或规模较大的开幕式，可设主席台和摆放座位，身份最高者居中，其他人按先后左右的顺序（以主席台朝向为准）。主席台台面铺放台布，摆放话筒、席卡、茶具、笔、纸、流程表，台前地面间隔摆放盆栽。右侧主席台台面摆放卧状花篮和话筒。③音响灯光：按庆典流程调配好灯光、音响、音乐盘等。④车辆管埋：安排专人负责停车场车辆停放。

（二）开幕（开工）式礼仪规范

1. 做好接待服务工作　在仪式现场，要有专人负责来宾的接待服务工作。

　　（1）接待贵宾：主办方领导应亲自迎至大门，并引领贵宾到休息室稍作休息和整理。

　　（2）接待服务：组织礼仪队，并配上红色绶带，为来宾引领。护理职业的庆典活动，服务接待人员可穿护士裙装，配好鞋袜，燕帽干净、平整，以突出职业特色。

2. 做好程序拟定工作

　　（1）仪式前播放或演奏欢快的背景音乐，突出喜庆的气氛。

　　（2）为来宾佩戴胸花和来宾证，引领至台上或贵宾区。

　　（3）主持人宣布开始，奏国歌（必要时升国旗），全体肃立，行注目礼。

　　（4）主持人介绍各位嘉宾姓名、职务。

　　（5）邀请专人揭幕或剪彩。剪彩时，剪彩者向拉彩者和捧球者示意，然后右手持剪刀将红色绸带剪断，红色彩球应准确无误落入托盘。退场时，剪彩者按上台的方向先退，礼仪小姐随后由右侧退场。

　　（6）主办方领导致开幕词，主持人宣读来宾贺信。

　　（7）举办参观、文艺表演。

知识拓展

剪彩仪式的由来

1912年，在美国的一个乡间小镇上，一家商店即将开业，店主给了许多优惠承诺，为了阻止闻讯之后蜂拥而至的顾客在正式营业前耐不住性子闯入商店，将用以优惠顾客的便宜货争购一空，而守时而来的人们却得不到公平的待遇，便随便找来一条布带子拴在门框上，不料却把店门之外人们的好奇心激发到极点。正当开业时间快到时，店主的女儿牵着一条小狗从店里跑出来，小狗把布带子碰落在地，门外顾客认为是店主为开张志喜搞的"新把戏"，于是一拥而上，大肆抢购，小店开业之日生意异常红火。后来店主在几家连锁店开业时如法炮制，生意都非常红火。经过店主和后人不断提炼升华，逐渐形成了现在的剪彩仪式。

五、交接仪式礼仪

当一项重要的工程竣工后，施工单位和使用单位在交付使用时通常要举行交接仪式以示庆贺。例如病房大楼、办公楼、机场等经过验收合格，正式移交给使用单位而举行的庆祝典礼。

交接仪式礼仪主要体现在交接仪式的准备、交接仪式的程序等方面。

（一）交接仪式的准备

1. 会场布置

（1）交接仪式一般在现场举行：在现场可以给人以身临其境的感受，比较直观。如果不方便，可以另选场地。

（2）布置要隆重、热烈，又不铺张浪费：会场正面应悬挂"某某交接仪式"横幅，周围可以用标语、彩旗渲染气氛，还可以安排乐队奏乐。

（3）主席台可以搭台子，也可以因地制宜地选择在建筑物大门的台阶上，或选择在平整开阔的地面上。

2. 人员安排

（1）邀请来宾：要兼顾双方意见，除邀请双方上级、领导外，还要注意邀请对工程给予支持和帮助的单位和个人。迎接、安排来宾要热情、礼貌。

（2）双方协商，明确落实组织者、主持人、现场分工、服务接待等各项安排。东道主一方的全体人员都应当自觉地树立起主人翁意识，一旦来宾提出问题需要帮助时，都要鼎力相助，不借故推脱。如果自己力不能及，也要向对方说明原因，并且及时向有关负责人进行反映。

（二）交接仪式程序

1. 宣布交接仪式开始　介绍嘉宾。仪式收有贺信、花篮的，应在主席台前展示，主持人还应宣布祝贺单位。

2. 交接有关证件、文本、资料　由施工单位的代表，将有关工程项目或大型设备的验收文件、一览表或者钥匙等象征性物品，正式递交给接收单位的代表。此时，双方应面带微笑、双手递交、接收有关物品并热烈握手。

3. 各方代表发言　按照惯例，在交接仪式上，有关各方的代表进行发言，依序应为施工单位代表、接收单位代表、来宾代表等。这些发言应简洁明了，原则上，每个人的发言时间应控制在三分钟以内。

4. 剪彩　此时，与会者应再次鼓掌，表示热烈的祝贺。

5. 结束后如有参观、文娱活动或宴请，应事先告知来宾，并安排好引导人员及时做好引导服务。参观中，东道主一方应安排有经验的陪同、解说人员，使来宾通过现场参观，加深对有关工程项目的了解。若是不便邀请来宾进行现场参观，也可通过组织参观有关的图片展览或向其发放宣传资料的方式进行。

六、签字仪式礼仪

签字仪式是各种组织之间通过谈判，对政治、经济、科学、文化、教育等某一领域的合作事务双方达成共识，以示对会谈结果的重视而举行的仪式。目前世界各国所举行的签字仪式都有比较严格的程序及礼仪规范，这不仅显示出签字仪式的正式、庄重、严肃，同时也表明双方对缔结条约的重视及对对方的尊重。

（一）签字仪式的准备

1. 选择场所　选择签字仪式场所，应根据仪式的规格以及签字人员的身份和社会地位，由双方共同协商解决。可选择专门签字厅，也可选择较有影响、干净整洁、宽敞明亮的宾馆或会议部门。

2. 会场布置　签字厅的地面应铺设地毯，背景墙主题鲜明，以长桌为签字桌。签字桌应面向房门，横放于室内，桌面覆盖台尼，台尼色彩要考虑到双方的习惯和禁忌。

3. 确定人员　签字仪式时，双方都会派出身份较高的领导人参加。根据签字仪式的内容，由缔约和会谈双方确定签字人。在签字前还应提前确定签字双方身份、地位、人数以及大致对等的参签人员。

4. 准备文本　在正式签字前，各方对签字的每个细节内容都应达成共识。国际商务合同应使用法语、英语或签约方的官方语言，也可以法语、英语、各方语言同时使用。

对以上工作，主方应积极主动为客方提供服务。

（二）签字仪式礼仪规范

正式签字时，各方代表须严格遵守签字时的礼仪规范。

1. 人员着装 参加签字仪式的签字人员、助签人员以及参签人员应特别重视自己的服饰，男士应着正式商务套装，女士应着西装套裙或旗袍类礼仪服饰，以示对签字仪式的重视。签字仪式上的礼宾人员可穿工作制服。

2. 位次排列 签署双边合同时，双方人员按顺序入场，主签人员入座。主方主签人员坐签字桌左侧，客方签字人员坐签字桌右侧，助签人员分别站在签字人员的外侧，协助翻揭文本，指明签字处。其他参签人员按中间高于两侧的原则，分立于各方主签人员的后侧。排列时主方自右向左，客方自左向右，需站两排时应按前方高于后方的原则依次排列。

3. 签字顺序 签字双方都应共同遵循"轮换制"的国际惯例，先在己方文本上签字，并把姓名放在签字处首位，然后双方交换文本互签。这样可使在名字排列时，双方都有机会居于首位，以示平等。如是多边合同，一般由主方先签字，然后依一定顺序由各方代表签字。签字完成后，由助签人员换回各自文本，助签人员起立握手，参签人员鼓掌祝贺。礼宾人员端上香槟，双方举杯共饮，以示庆贺，双方在喜庆的氛围中圆满结束签字仪式。

4. 有秩序退场 签字仪式完毕后，应请双方最高领导及客方先退场，然后东道主再退场。整个签字仪式以半小时为宜。

学习小结

通过本章学习，充分认识公务礼仪在人际交往中的重要性，理解无论是在通话、通信的远距离交往，还是在迎送、宴请、庆典等近距离的接触时，都在时时刻刻展示着自身的职业形象。掌握各种公务礼仪为胜任将来的工作打下良好的基础。

复习思考题

1. 元旦到了，本班要举行联欢会，请你以班委会的名义给你喜欢的一位老师拟写一份邀请函，并说说与会人员应遵循的礼仪规范。
2. 接听电话应遵循什么原则？
3. 中餐、西餐有哪些礼仪规范？
4. 接待新入院患者时应注意哪些礼仪规范？

第七章 护理工作中的礼仪

学习目的

1. 掌握 护理工作礼仪的基本原则，不同护理岗位的工作礼仪。
2. 熟悉 实习礼仪，医护人际关系礼仪。
3. 了解 求职礼仪。

护理工作的服务对象是人，服务好每一位患者是护理工作的本质。随着护理工作的范畴和功能扩大，护士的角色也呈现出多元化。护士除了要具备丰富而扎实的护理知识、精湛的护理技术外，还要有丰富的人文社会学知识、高尚的职业道德和礼仪修养，树立"以病人为中心"的优质护理服务理念，建立良好的护患关系，有利于提高医院整体服务质量。

第一节 护理工作礼仪的基本原则

临床护理工作中，护士不仅要按照操作规程进行护理操作，还要时刻注意自己的言行，以符合人际交往的礼仪规范，以最佳的精神面貌、温文有礼的举止为每一位需要健康帮助的患者提供周到、礼貌的优质服务，并遵守以下原则。

一、平等尊重原则

平等是礼仪的核心，即护士要平等地对待每一位患者，并在护理服务过程中尊重患者的人格和其应有的权利，使每一位患者都能保持良好的心态，对所有患者均应以诚相待、一视同仁、相互尊重。护士不能因疾病、相貌训斥或歧视患者；不能因地位高低、经济状况、个人好恶、国籍种族而对患者区别对待或厚此薄彼。

患者的个人隐私权受法律保护，护士在工作中应注意以下几方面。

（一）不涉及和泄露与医疗、护理无关的个人隐私

护士在搜集疾病资料及护理操作过程中，不得询问与其治疗、护理无关的个人隐私，当患者告知后，护士一定要保守秘密，不得将其隐私泄露给他人，更不可作为交谈的话题。

（二）选择合适的场所谈隐私

当治疗护理需要涉及患者隐私性问题时，最好选择保护性强的房间进行交流，避免在人多的病室、办公室、会议室以及有人穿行的走廊交流。对于涉及隐私的病例讨论，应在单独的房间进行。

（三）保护生理方面的隐私权

护士在病房为患者护理过程中，有可能暴露私密部位时，要拉上屏风或床帷帘，以遮挡暴露部位，并嘱无关人员回避。在操作中尽量减少暴露，必要时在处置室完成护理操作。

（四）对患者的健康信息要保密

患者的健康信息属于个人隐私，不得将疾病信息在非治疗护理区域进行传阅，更不能作为茶余饭后闲聊的素材，向他人谈及。

二、诚实守信原则

诚实守信是人们在交往过程中以诚相待，对已承诺的事情要付诸行动加以实现。在治疗护理过程中医患双方相互了解、相互信任后，患者遇到健康、生活等方面的问题时，就会向护士倾诉，并请求帮助。此时，护士应根据患者的健康状况和医院的实际情况，尽可能提供帮助。由于种种原因不能提供帮助时，应向患者详细解释，不得含糊其辞搪塞患者。对已承诺的事情，一定要想办法解决。只有真诚相待、言行一致，才能赢得患者的信任，建立和谐的护患关系，促进患者康复和提高护理质量。

三、文明礼貌原则

文明礼貌是护士素质、修养的体现。护士的一言一行直接影响患者对其信任的程度，特别是初次与患者接触时，护士的言谈举止、仪表仪态等会给患者留下深刻的"第一印象"，并影响其后的交往意愿。因此，护士应举止文雅、美观得体，态度诚恳、和蔼可亲，切忌在公共场所、医院内、办公室、走廊等嬉笑打闹。当患者询问和请求帮助时，护士应热情相助，称呼恰当有礼、语气温和，使患者感到亲切温暖，可以信赖。

四、雷厉风行原则

雷厉风行是指一个人的动作敏捷，干脆利落，处理问题果断。对于医疗工作而言，时间就是生命。护士被誉为"白衣天使"，担负着救死扶伤的职责，护理工作是救死扶伤过程中不可缺少的一部分，在紧急情况下，争取时间就是赢得生命。因此，在护理工作中，特别是在抢救患者时护士应具有雷厉风行的工作作风，从容冷静、果断机智。

五、共情帮助原则

共情不是同情。共情是从对方的角度出发，用对方的眼光看问题，去体验对方的内心感受，并设身处地为对方着想。同情是以自己的眼光来看待对方，可以与对方产生情感共鸣。在护患沟通过程中，护士应多表达共情，减少患者无助的孤独感，使其感受到护士能理解他，促进护患关系的良好发展。护士在日常护理工作中应做到"以病人为中心"，多换位思考，理解、感受患者及其家属的情感，采取有效措施帮助患者提高健康水平。

第二节 护生实习礼仪

护生即护理专业的学生。护生的临床实习是整个护理教学的重要组成部分，是理论知识与临床实践相结合的关键环节，也是护士职业生涯的起步阶段。因此，护生在实习前应做好充分的准备，尽快适应医院环境，建立和谐的人际关系，实现角色转换，为完成实习任务打好基础。

一、护生实习前的准备

（一）知识准备

实习是护生重新认识理论知识、掌握操作技能、提高工作能力、积累工作经验的重要过程。虽然在校期间学习了系统的理论知识，但真正到了临床，面对临床各种复杂情况有时很难结合起来。因此，护生在临床实习前，必须全面复习各专科知识、基础护理知识、护理操作技能、护理礼仪知识等，以一个专业知识学习者而不是普通工作者的身份投入工作。

（二）环境准备

进入实习医院之前，利用各种机会对医院性质、特点、规模及环境进行了解，以减少对医院的陌生感，使自己尽快适应新环境，为即将开始的实习生涯打下基础。

（三）心理准备

从学校到医院，环境和人际关系变了；从学生到实习护士，角色转换了，肩负的责任重了。紧张的实习生活可能超出护生的预想，如遇到抢救患者不能按时下班，值夜班导致生物钟紊乱等。护生提前做好心理准备，使自己拥有足够的心理承受能力，主动调整好心态，对实习任务的完成、角色的转变至关重要。

（四）角色准备

护生一旦进入实习，角色便从单一的在校学生转变为复杂的社会角色。只有认识自己的角色，才能确定自己的行为，才能主动投入临床，尽快进入职业角色，为完成实习任务做好铺垫。

二、护生的基本礼仪要求

初出校门走入临床，如何使自己的德、行、言、形在老师、同事、患者面前恰到好处、规范自然，是每个护生都会面临的问题。因此，护生应遵守护理礼仪的基本原则，养成良好的职业习惯。

（一）谦虚好学，诚实守信

护生应虚心向带教老师、同事学习，为人诚实、言而有信。

（二）着装整洁，举止有度

护生要严格按照护理人员仪表规范要求，做到着装干净整齐，修饰端庄简约，待人接物要亲切，举手投足要自然，做到站姿挺拔、坐姿端正、走姿轻盈、俯身优雅，体现出严格的工作纪律和谦虚的作风。

（三）语言规范，以礼相待

规范的语言既能体现护生的文化素质，又能赢得老师、同事、患者的认可。因此，护生称呼他人要使用尊称，语言应富有情感，寒暄问候语气要真诚，学会用礼貌的语言巧妙地引导患者谈话，请患者配合时要用商量或请求的语气，对患者的告知要用保护性语言，措辞恰当。

三、实习期间人际交往礼仪

（一）与护士长的交往礼仪

护士长是病房的管理者。护生与护士长的交往应注意以下几方面。

1. 服从安排　遵守实习守则及劳动纪律，服从护士长统一安排。不迟到、早退，提前 15 分钟上班，不随意调班、调科、请假、甚至旷工。

2. 礼貌尊重　与护士长交往时应使用礼貌、亲切的称呼，如"王护士长"。路上遇到护士长时，应主动停下，礼让后行，并微笑问好，如"护士长好""老师好"。

3. 工作认真　对护士长布置的工作，力争在最短的时间内保质保量地完成。如不能及时完成，应致歉并说明理由。

（二）与带教老师的交往礼仪

护生与带教老师的关系特殊，带教老师的教诲和榜样作用将影响护生的一生。尊师是每一位优秀人才最基本的品德，也是对护生的基本要求。带教老师一般喜欢虚心好学、刻苦钻研的好学生。因此，护生在与带教老师交往中应做到以下几点。

1. 勤劳肯干　护生在实习过程中，要不怕脏，不怕累，踏踏实实地做好每一项护理工作。切实做到"四勤"，即眼勤、口勤、手勤、腿勤。在日常的护理工作中，养成良好的工作习惯，如完成护理操作后收拾整理用物，及时添加所需物品，为他人做好准备。

2. 勤思善学　临床实习是一个学习—实践—再学习—再实践的过程，是一个不断积累知识、经验和提高技能的过程。在实习中应勤思善学，做到"六多"，即多听、多看、多思、多学、多问、多做。以争取更多的操作练习，积累更多的临床经验，才能更快地掌握各种临床护理操作技能。

3. 严谨求实　护生必须在带教老师的监督和指导下才能进行治疗和护理操作，切忌擅自做主，不懂装懂。如未经带教老师批准，擅自独立操作造成了对患者的损害，护生需要承担法律责任，患者有权利要求经济赔偿。因此，一旦发生护理差错，应及时诚实勇敢地向带教老师或护士长承认错误，并请老师及医生采取积极的补救措施，最大限度地减少对患者的损害。

4. 谨言慎行　护生在不同的科室接触到的带教老师是不同的，每位老师都会有各自的优缺点，护生都要以礼相待，以诚相见，尊重老师，对有损其形象的话和事不说也不做。如有疑问，切忌轻易否定老师的观点，更不能在患者面前妄加评论，应该注意维护老师的威信，树立其在患者心中的良好形象。当护生取得某些成绩时，一定要及时真诚地感谢老师的付出，对老师说声"谢谢"。

5. 调整心态　大部分护生在成长过程中备受家人和朋友的宠爱，很少经历失败和挫折，进入临床实习后，由于工作繁忙、劳累，有时会遇到不顺心的事，挫折坎坷也在所难免。护生应学会调整和控制自己的情绪，正确面对挫折与批评，不要把不良情绪带到工作中，需培养积极乐观、发奋进取的人生态度，使自己保持良好的心境，专心致志完成好实习任务，并用自己的实际表现赢得实习单位的好评，为自己择业求职打好基础。

（三）与医生的交往礼仪

医护之间是平等合作关系，在工作中互相尊重，彼此信任，团结协作，共同努力解除患者疾苦，恢复患者健康。护生在实习时，应尊重医生，学会与其合作。

1. 礼貌尊重　在与医生相处时，不得直呼其名，应礼貌地称呼为"某某医生""某某老师"等。向医生汇报病情或请示时，应多用"请""谢谢""打扰了""我说清楚了吗"等，显示出对医生的尊重，让人更容易接受。

2. 信任合作　医生和护士是工作中密切合作的同事，既相互独立，又密切配合。作为护生，应把医生当作老师，积极主动地配合医疗工作。当与医生的意见观点不一致时，应真诚的与医生沟通交流，切忌在背后议论；如出现危及患者健康及生命安全的争议时，应以患者安全、健康为重。

3. 虚心请教　临床医生大多具有本科以上学历，无论是理论知识，还是技术水平都较高。因此，护生在遇到不懂的医学问题时，应虚心请教。

（四）与学生的交往礼仪

实习医院有来自不同学校、不同专业或同一专业不同层次的实习生，每个人的生长环境、学历层次、兴趣爱好等各不相同。大家为了共同的目标走到一起，应相互尊重、和睦相处、共同学习、共同进步。

1. 相互尊重，团结协作 无论你来自哪所学校，学历高低，成绩怎样，但现在大家都在实习这同一起点上，只有用实力才能证明自己。护理工作是依靠集体或团队的力量才能保质保量地完成，因此，护生应学会合作，有团队精神，同学之间应相互尊重、团结协作。

2. 虚心好学，共同进步 每一所学校，每一名同学都有各自的优势，护生应扬长避短，虚心向每一位同学学习，相互切磋，共同学习，共同进步。

3. 文明礼貌，举止有度 在日常交往中，注意语言文明，举止有度。一般情况下，同学之间可以直呼其名，在非工作场所还可以叫同学的昵称，但在办公室、病房等工作场所不得叫同学的绰号或"喂""哎"等不礼貌称呼；有求于同学时须用礼貌的语言，如"请""对不起""谢谢"等。

（五）与患者的交往礼仪

实习护生应了解不同年龄患者的心理特点，采取灵活多变的交往技巧，以礼貌的语言、文雅的举止，赢得患者的信任和尊重，从而建立良好的护患关系。

1. 尊重患者 包括尊重患者的人格和权利。尊重患者人格即尊重患者的个性心理和作为社会成员应有的尊严。对于特殊患者，如性病、传染病、精神病、畸形等，不得歧视、训斥、嘲讽，甚至侮辱。特别是与老年患者交往时应注意理解、尊重、关心、体贴等。尊重患者权利即尊重法律赋予患者的所有权利，如知情同意权、个人隐私权等。

2. 诚实守信 对待患者应以诚相待，尽力满足患者的合理要求，确实无法满足时，应向患者耐心解释，取得谅解。

3. 举止文雅 护生良好的举止与外表，有助于患者认可接纳，产生信赖感，增强对疾病治疗的信心。与年轻异性患者交往时应控制自己的表情、语言、肢体动作，切不可过于热情、举止轻佻使患者产生错觉，从而发生一些意想不到的事情等。因此，护生在护理工作中应举止文雅，作风正派，言行有度。

4. 雷厉风行 护士被誉为"白衣天使"，承担着救死扶伤的工作。因此，护生应养成雷厉风行的工作作风，在日常护理中要行动迅速、动作敏捷、处理果断。

5. 换位思考 护生应从患者的角度体验和感受其心情和需求，角色互换，将心比心，让患者感到你能真正理解他，从而建立良好的护患关系。

（六）与患者家属的交往礼仪

患者家属是患者最重要的社会支持系统。护生在为患者提供护理服务的过程中，与患者家属接触最多，因此，护生与患者家属建立良好的关系，可以促进患者早日康复。

1. 主动热情，耐心解答 患者住院期间，其家属都会提出一些与患者疾病有关的问题，如患者的病情、用药、饮食、活动等，护生应根据自己的知识、经验和了解的情况，主动向家属做耐心细致的解释，取得患者家属的理解、支持和信赖，让他们以平和、积极的心态主动配合治疗和护理。

2. 充分理解，相互尊重　亲人生病，对于家属来说是一种心理压力。一方面要照顾患者，另一方面要承受家庭、事业、经济等的压力。因此，护生应充分地理解患者家属的心情，尽可能为患者提供优质的护理服务，减轻家属的心理负担，在不违背原则的条件下，尽量给予方便。同时尊重家属的自尊和人格，多与他们沟通交流，不得随便斥责、抱怨家属。

第三节　求职礼仪

求职礼仪是求职者在求职过程中与招聘单位接待者接触时，应表现出的仪表、行为规范和准则，是公共礼仪的一种。护理专业学生毕业后通常需要通过求职应聘来获得工作岗位，在求职应聘中，充分展示个人的礼仪修养，为招聘单位留下深刻印象，获得求职成功的机会。

一、书面求职礼仪

无论以何种形式求职，都需要一个书面介绍自己的材料，它可以达到自我宣传、自我推销、说服他人、获得求职录用的效果。书面材料包括封面、学校简介、个人简历表、自荐信、学校推荐信、成绩档案表、各种有效证件（各类证书以及各种获奖证书）的复印件等。

（一）封面

根据学校、专业、个人的意愿来设计彰显自己个性的封面。一般设计为三部分：上半部分为学校的全名（字体大而醒目），学校名称上面是学校所属性质（如国家级重点院校等）；中间部分可以是一幅个性化的图案，如个人着职业装的照片、学校标致性的建筑、代表个人意向的图片；下半部分是个人的基本信息资料，包括：姓名、学历、专业、联系电话、通信地址等。

（二）学校简介

将毕业学校的基本情况作简要介绍，让招聘单位了解你就读学校的信息，特别是对外省的招聘单位，学校简介非常重要。

（三）个人简历表

个人简历表是用最简洁的形式来介绍自己的基本经历。内容要求简明扼要，重点突出，避免错别字，可以手写或打印。一般分为表格式和文字式，通常使用表格式。

个人简历表的内容：①个人信息：姓名、性别、年龄（出生年月）、籍贯、民族、学历、政治面貌、身体状况、联系电话、家庭地址等，在右上角处贴上个人近期免冠半身彩色正面照片；②学业资料：就读学校、所学专业、主修课程、外语、计算机掌握程度、普通话水平等级、实习经历以及其他各类资格证书等；③个人履历：教育背景，包括从初中至就业前所获得最高学历阶段之间的教育经历；社会职务，重点介绍在大学阶段的社会工作，如党团、学生会工作以及各项社会实践活动等；④奖励情况：三好学生、优秀学生干部、优秀党团员或党团干部、奖学金、社会实践、相关专业竞赛等奖励和荣誉；⑤爱好特长：外语、计算机、文艺、体育等；⑥求职意向：个人期望的工作职位或求职目标。

（四）自荐信

自荐信是求职者向招聘单位举荐自己，希望得到聘用的礼仪书信，也是个人求职意愿的反映。写好自荐信是敲开职业大门的重要步骤。

1. 自荐信写作技巧

（1）言简意赅、重点突出：在写自荐信时，要实事求是地对自己做出准确的评估，重点突出专业能力、沟通能力、社会实践能力、特长和个性等，使用人单位尽快了解你的意向和优势，尽量不写薪水、待遇等容易引起用人单位反感的语言。篇幅一般控制在800字左右，语言简洁，谦虚有度，措辞恰当，避免错字、别字。

（2）富有个性、敢于创新：自荐信要集中突出个人的特征与求职意向，给用人单位留下深刻印象，在众多的自荐信中脱颖而出。

（3）明确需求，扬长避短：自荐信写作的关键是要了解用人单位的实际需要，扬长避短，用自己的经历特点、个性"闪光点"来吸引招聘人员，获得面试机会。

2. 自荐信的内容

（1）称谓：称谓应写在自荐信的第一行起首的位置，单独成行，以示尊重。如"某医院负责人""尊敬的院领导"等称谓。如果目标明确，可直接在信头写上"王院长""李主任"等称谓。在中文自荐信中避免使用"亲爱的"等不够庄重的称谓。

第二行（空两格）写"您好"。在文中尽量不用"你"，这样既体现对他人的尊重，又有亲和力。

（2）开头：开头应写谦词，如"感谢您在百忙之中惠阅我的来信""感谢您给我的这次求职机会"等，然后简单明了地介绍自己的姓名、年龄、学历、专业、求职意向等。

（3）正文：正文是自荐信的重要部分。一般从两个方面来写：一方面着重介绍在校期间主修专业课程、专业实践技能以及相关辅修课程。针对求职目标，具体阐明自己的主要成绩、专业优势、技术特长、应聘优势等，力求全方位、多角度展示自己，突出自身的求职优势，给用人单位留下好印象；另一方面主要介绍实习经历，通过实习学到了哪些知识，掌握了哪些技能，能否胜任求职岗位以及取得的成绩和效果。

（4）结束语：再次表明求职的诚意，说明自己如果被录用将会以怎样的工作态度、专业素养做好本职工作，同时提出下一步行动的请求。如礼貌地表明希望获得面试的机会，提醒对方查阅附加材料，留下联系电话与地址。最后再次感谢自荐信的阅读者。

（5）落款：包括致敬语、署名和日期。正文结束后，写上祝福语，也可另起一行，空两格写上"此致"，不用写标点，再提行顶格写"敬礼"，后面用感叹号。在致敬语的右下方，签署求职者的姓名及日期。

（五）学校推荐信

学生求职时，学校为每位合格的毕业生写一封介绍信，并客观公正地评价学生在校的表现及学校推荐意见，希望招聘单位接受或录用求职者。

（六）成绩档案表

成绩档案表是学生在校期间各学期成绩的展现。用人单位可了解毕业生的学习情况，以作录用参考。

（七）各种有效证件

大学期间的英语等级证书、计算机等级证书、普通话等级证书、各种荣誉证书以及各种相关证书的复印件。

二、面试礼仪

面试是用人单位在特定场景下，以招聘者对求职者的面对面交流与观察为主要手段，综合考察求职者的言行、知识、素质、能力、经验等的一种活动。面试是目前用人单位通常采用的一种选人、用人的方式，是对一个人综合素质的全面考察。

（一）面试前的准备

1. 心理准备　面试前，多数求职者会产生或多或少的心理压力，表现出焦虑不安、不知所措。如何在短暂的时间内充分展示自我，给招聘者留下深刻的第一印象尤为重要。因此，面试前求职者应客观地评价自己，熟记自己的各种资质和能力，充满自信，做到扬长避短。还要做好面试不好的结果准备，即使面试失败，也不要放弃，相信机会总是有的。

2. 良好的身体状态　身体健康、形体匀称是体现个人全面发展的重要标志，是个人顺利完成学习和工作的必要条件。因此，求职者平时要养成良好的卫生习惯和健康的生活习惯，坚持体育锻炼，保持良好的身体素质和健康的体魄，在面试时展示精力充沛、健康向上的精神风貌，提高求职的成功率。

3. 扎实的专业知识　求职者扎实的专业知识和技能是面试前准备的重要内容。技能操作是护理专业求职应聘面试的一部分，学生在校学习期间应发奋学习、苦练基本功，力求掌握多种实用护理技能，从而在应聘时给人以良好的专业素质形象，增加录用机会。

4. 了解招聘单位的基本情况　求职者在求职之前应对目标单位进行必要的了解，包括三方面：①用人单位的信息：包括单位的性质、规模、发展前景、效益、招聘岗位、招聘人数等；②用人条件：包括对招聘人员的性别、年龄、学历、经历、专业、语种等方面的具体要求和限制;③福利待遇:包括薪酬、绩效、福利等。

5. 着装与仪容准备　仪容端庄,服饰规范是求职者在短暂的面试时间内,给招聘者留下良好印象的关键所在,因此,在面试前,求职者一定要做好仪容和服饰准备。

(1)仪容:男士需保持头发干净、清洁、无异味;发型简单、大方、不怪异;鼻毛不外露;胡须刮干净;指甲修剪整齐。女士应保持端庄、文雅的形象;发型简约、典雅,饰品佩戴得当;颜面修饰要清新淡雅,不宜"浓妆艳抹";指甲修剪得体、干净、不涂有色指甲油。此外,求职者还应注意口腔卫生,面试前不宜食用大蒜、韭菜等有强烈异味的食物,必要时可以咀嚼口香糖或喷口腔清新剂以减少口腔异味,正式与人交谈时应避免咀嚼口香糖。在面试时,因握手、递呈个人资料时要使用双手,还应注意手的清洁和保养。

(2)着装:求职者的着装应遵循"朴素典雅"的原则,无论是男士或是女士,总体要求服装要合体,色彩搭配协调、一致,展示出正统而不刻板、活泼而不轻浮的气质。护理专业学生应聘时,应按护士着装礼仪规范来着装。

(二)面试中的礼仪

面试是求职应聘过程中非常重要的一个环节,是求职者成功与否最具决定性的一关。求职者应遵循面试中的礼仪,才能更好地抓住面试机会,获得求职成功。

1. 注重礼仪,展示职业形象　求职者在面试前应精心设计自己的仪表形象,突出职业人具有的稳重、整洁、自信。面试时得体的仪表、高雅的举止、礼貌的语言,能体现其良好的文化修养、精神面貌、审美情趣和职业素质,给招聘者留下良好的第一印象。

2. 遵守面试礼仪

(1)遵时守信:守时是对职业人的基本要求,可体现一个人的良好素质和修养。求职者应准时参加面试,决不允许迟到,否则给人言而无信、没有时间观念、不尊重他人、没有责任感等负面印象;过早到达面试场所会给人以坐立不安、缺少自信的感觉。为避免迟到,求职者应提前半小时到达面试场所,稍作休息以调整心态,稳定情绪。

(2)以礼相待:对面试场所外的接待人员应以礼相待,多使用敬语和礼貌用语。等待过程要保持心态平和、宁静。不可对接待人员熟视无睹或贸然与之闲聊,以免引起不满。求职面试时应注意给所有人留下良好印象。准备入室面试时,首先应礼貌地敲门,待准入后方可进入。即使房门未关,也应轻轻叩门以示进入。进入房间后,转身将门轻轻关好。

(3)主动问候:进门后求职者应主动向招聘者微笑并点头致意,礼貌问候。对于求职者而言,不主动向招聘者问好或对对方的问候不予理睬都是失礼的表现。

(4)坐立有相:面试时,招聘方要求求职者站立或坐下,求职者应服从安排。站立时挺胸收腹,面带微笑目视对方,不可低头,身体不可摆动。在招聘者示意坐下后方可入座,入座前应表示感谢,并在指定的位置就座,保持"正襟危坐"的姿势,即躯干与大腿、大腿与小腿各成90°,身体略向前倾,以示求职者在认真倾听,也表示尊重对方。

（5）自我介绍：面试前把自我介绍的讲稿拟好，内容要真实、具体，重点介绍与应聘岗位相关的内容，用事例说明自己的求职优势，切忌华而不实，给招聘者造成自我炫耀的感觉。同时在自我介绍时应充满自信、态度诚恳、语气平和、神态自然，体现谦虚、自尊的良好形象。

3. 面试交谈中的礼仪　通过面试交谈，可使招聘者对求职者的基本素质和业务水平有进一步的了解，并决定是否录用。因此，遵循面试中的言谈礼仪至关重要。

（1）仔细倾听：认真倾听是交谈中的重要礼节。面试时，当招聘者提问或介绍情况时，求职者应认真聆听，目光自然注视着对方，以示尊重，同时还可以通过配合点头或巧妙地插入简单的话语，赢得招聘者的好感。

（2）善于思考：在回答问题之前，应对自己所讲的话稍作思考，没思考清楚的问题就不说或少说。当问及专业问题时应冷静应答，必要时可用专业术语回答，对于自己不明白的问题，及时表示歉意，切忌信口开河、不懂装懂、夸夸其谈，给招聘者留下缺乏涵养的印象。

（3）突出重点：回答问题时，要围绕问题中心、突出重点，并注意观察招聘者的反应，对招聘者感兴趣的问题要多谈，不感兴趣的问题要少说，使招聘者感觉到求职者沉着冷静，思路清晰。

4. 告别礼仪

（1）适时结束：面试一般没有明确的时间限定。当双方的意愿都表达得差不多时，求职者听到招聘者说出"好的，你的情况我们已经清楚了""谢谢你对我们工作的支持"等，求职者可以面带微笑主动告辞，给对方留下良好的印象。

（2）保持风度：求职者在整个面试过程中都应保持镇定的态度，在获知求职失败后，应特别注意维持自身的最佳风度，控制好自己的情绪，应面带微笑，握手告别，同时使用敬语，如"再见""谢谢"等，保持最后的礼节。有可能因你最后的礼节而打动招聘者，出现意想不到的结果。

（3）礼貌告别：面试结束后，是否被录用，告辞时都应向对方表示诚挚的感谢。把面试看作锻炼能力和意志的舞台，收拾好心情准备迎接新的明天。

（三）面试结束后的礼仪

许多求职者只注重应聘面试时的礼仪，而忽视了面试后的工作。为了加深招聘人员对你的印象，增加求职成功的机会，在面试后两天内，主动给招聘人员打电话或致函表示谢意。这样既体现了对对方的尊重，又让用人单位感受到你对这份工作的渴求。

第四节　不同护理岗位的工作礼仪

临床护理工作中，护士应遵守护理工作礼仪的基本原则，按照不同护理岗位工作的礼仪要求，积极主动、热情周到地以高度的职业责任感和敬业精神来完成各项护理工作，提供优质的护理服务。

一、门诊护理工作礼仪

门诊是医院的"窗口"，是患者来院就诊的第一站，门诊护士常常是患者接触的第一人。门诊护士的精神面貌、服务态度、礼仪修养成为医院形象的"代言人"。因此，门诊护理人员需加强礼仪培训，不断提高礼仪修养，树立良好的职业形象。

（一）门诊护士工作礼仪

1. 仪表端庄，举止文雅 护士的仪表应整洁素雅、端庄大方，不着浓妆、不戴首饰，梳妆整齐，燕帽佩戴端正，发饰素雅；护士的着装要合适得体，工作服清洁平整，领边、裙边、袖边不可露在护士服外；工作牌字迹清晰、端正，佩戴于合适的位置。护士的举止应文雅端庄，自然大方，以体现出良好的个人修养，可以增加患者的信任感，为建立良好的护患关系打好基础。

2. 语言文明，待人真诚 礼貌用语是门诊护士的基本功。护士与患者接触时，应做到语言文明规范、表达准确，语气亲切、语速适中，使对方能听清楚、明白。护士面部表情自然，态度和蔼可亲，待人热情诚恳，面带微笑不做作，这样可以拉近与患者的心理距离，消除患者的陌生感和候诊的烦躁感。

3. 操作娴熟，动作规范 门诊护士不仅要具备扎实的理论知识，还要有娴熟的护理技能和雷厉风行的工作作风。精湛的护理技术和深厚的理论功底是对自身职业的尊重，也是对患者生命安全的保证。因此，门诊护士要掌握本岗位工作内容和特点，规范、娴熟地完成各项护理操作技术，果断、灵活地处理门诊各种情况。

（二）导诊护士工作礼仪

1. 着装整洁，举止文雅 导诊护士应着装规范整洁，举止稳重大方，态度和蔼亲切，待人热情诚恳。

2. 主动热情，文明礼貌 患者来到医院，导诊护士应热情迎接，自我介绍并给予适当的帮助，如"您好！我是导诊护士某某，请问我能帮您什么吗？"等。如有行动不便的患者，导诊护士应主动上前搀扶或帮助，必要时使用轮椅、平车护送患者。

3. 耐心细致，正确指引 当患者问路时，导诊护士应为其指出明确的方位，并要等对方明白后才可转身返回工作岗位，必要时将患者送到要去的科室，如"您可以从这边过去，走到头后右拐就到了"。为患者引路时，身体稍微侧向患者，侧步前行，这样既是对患者的尊重，又便于观察患者的情况。特别要注意不论在医院任何地点，只要穿着工作服，只要有人问路，就要停下来为他人指路，直到询问者明白为止。

（三）门诊治疗护理工作中的礼仪

1. 热情接待，耐心解答 门诊患者的共同心理需求，就是希望得到重视、同情和理解，希望能马上见到医生并得到最好的治疗。尤其是在候诊室等候时，容易情绪焦躁。护士应理解患者的心情，热情接待每一位患者，耐心解答患者提出的问题，合理安排和维持就诊秩序，为患者创设一个清洁、安静、秩序良好、环境优美的就诊环境，给候诊患者送上一杯水，递上一份报纸，使患者感到温暖、亲切，缓解其焦急等待的烦躁情绪，同时护士应主动向患者介绍医院与其相关的专科特色，介绍出诊专家的诊疗特长，宣传疾病预防常识和护理知识，营造温馨友善、互助有序的就诊环境。

2. 组织就诊，灵活机动 为了提高就诊效率，护士应科学地组织、合理地安排好初诊和复诊的患者，随时观察患者的病情。对特殊患者，如高龄老人、急重症患者、高热患者、呼吸困难患者等，应开通绿色通道，提前安排就诊或送急诊室，并向其他待诊患者做好解释，征得同意和理解。

3. 主动介绍，提供方便 对于大多数患者而言，医院是一个陌生的环境，患者从挂号到就诊、取药、做各种检查，要经过几个环节和不同的场所，往往需要护士的引导和帮助。护士应主动询问患者的需求，详细说明行走的路线，为患者合理安排就医流程，以减少就诊时间。对于身体虚弱和行走不便的患者，提供轮椅或平车等，尽量为患者提供方便；特殊情况时可由护士全程带领，并与相关科室联系好随时准备急救。

4. 周到服务，健康宣教 在护理操作过程中，护士应严格执行"查对"制度和操作规程，在要求患者配合时要"请"字当先。在治疗护理过程中，根据患者受教育程度、年龄、理解能力等，采取通俗易懂的语言，温和的语气，快慢适中的语速为患者讲解疾病相关知识，同时还要体现人文关怀。治疗结束后，帮助患者穿好衣服，告诉患者用药或处置后的注意事项，并留下急需帮助时的联系方式，协助患者带好随身用品。

二、急诊护理工作礼仪

急诊护士的职业能力代表着医院的整体医疗护理质量和水平，直接关系到患者的生命，对疾病的转归起着至关重要的作用。因此，一名合格的急诊护士，不仅应具备高尚的职业道德、健康的体魄和精湛的护理技术，还要具有良好的心理素质和礼仪修养。

（一）急诊接待礼仪

急诊护士接诊的是随时可能发生生命危险的特殊个体和群体，患者及家属对医务人员的期望值很高，期盼医务人员能够以最快的速度救治患者，对医务人员的言谈举止非常敏感，护士稍有怠慢便可导致患者及家属的不满和怨气，甚至出现过激行为，导致医患矛盾。

1. 陈述利弊，稳定情绪 当急诊患者来到医院就诊时，急诊护士应热情接待，立刻投入到紧张的急救工作中，并向患者和家属说明利弊关系、家属配合的必要性和及时抢救的效果，以稳定患者和家属的紧张情绪，有利于进一步治疗护理。

2. 抓紧时机，果断处理 急诊护士尽快了解患者的病情，积极组织救护人员，抓紧抢救的最佳时机，采取有力措施，果断处理问题，充分体现医护人员救死扶伤的职业能力和行业精神，增强患者对医护人员的信任。

3. 急不失礼，忙中守节 在接诊患者时，护士如果表现出紧张和慌乱，会加重患者的紧张和恐惧心理。因此，急诊护士在救护过程中，要做到动作敏捷规范，处置及时准确，态度和蔼可亲，表情自然从容，语言礼貌诚恳，给予患者信念上的支持，积极配合救护，提高抢救的成功率。

（二）急诊救护礼仪

危重患者就诊后，应迅速启动绿色通道，在第一时间内采取有效的急救措施，以争取时间抢救患者的生命。

1. 沉着冷静，机智果断 急诊患者病情变化大，病因多而复杂，所以要求急诊护士在护理过程中具有很强的科学性、时间紧迫性和丰富的临床经验。急诊护士应做好充分的心理准备和救护物品准备，物品要求做到"五定"。急诊护士要熟悉抢救设备的性能和使用方法，掌握抢救流程，具有雷厉风行的干练作风，在抢救患者时做到沉着冷静、忙而不乱、快速有序、敏捷果断。

2. 团结协作，配合抢救 急诊救护工作需要多学科团结协作，共同配合完成抢救工作，各科室医护人员要及时沟通、互相理解、互相尊重，不要因语言不慎、行为过激、互相埋怨而伤害同事间的感情，影响抢救工作。

3. 文明礼貌，有效沟通 突患急症使患者及家属的心理处于高度应激状态，家属在短时间内无法接受当前的现实，表现出焦虑不安、极度担心亲人的病情，急切希望获得患者的一切相关信息，甚至提出进入抢救室参与抢救等不合理要求。此时，护士应一边实施抢救，一边进行有效沟通，用礼貌、关心的话语消除患者及家属的紧张、恐惧心理，及时向患者及家属解释必要的治疗方法、护理措施以及治疗的效果，以精湛的急救技术和良好的沟通技巧赢得患者及家属的信任。

4. 安全护送，认真交接 危重患者需住院治疗时，护士应提前通知病区护士，再次测量生命体征，保持各种生命管道通畅，注意保暖，备好急救仪器和药品，迅速安全地护送患者入病房，与病区护士认真做好病情交接工作。抢救结束后，及时补充急救药品、整理仪器，使其时刻处于备用状态，急诊护士要随时保证绿色生命通道的通畅。

三、病区护理工作礼仪

病区是患者在医院接受进一步检查、治疗的主要场所。在"以病人为中心"的优质护理中，融入文明规范的礼仪服务，为患者创造一个整洁、温馨的住院环境，使患者真正感受到人性化、规范化、职业化礼仪服务的内涵和精华，以缓解住院期间与家人分离后的孤独、无助、焦虑、悲伤等心理压力，让患者树立战胜疾病的信心和勇气，早日康复回归社会。

（一）患者入院护理礼仪

入院是患者住院治疗的第一环节，住院处的护士应做到热情接待、礼貌待人、服务周到。入院服务质量直接影响患者对医院的信任程度，决定患者治疗的信心。

1. 办理入院手续 由于患者和家属对医院环境感到陌生，不了解医院的规章制度，表现出焦急、不知所措、烦躁不安。因此，住院处应制作醒目的入院流程图，护士应热情地指导患者和家属持入院通知单、医保卡、交纳住院押金等办理入院手续，并耐心、细致地指导患者和家属做好入院安排。不要因为患者对医院流程不熟悉，制度不了解而表现出不耐烦、态度冷淡，甚至蛮横、恶语训斥患者。

2. 护送患者进入病区　护送患者进入病区时，应主动与患者和家属进行交流与沟通，尽可能了解和掌握患者更多的疾病信息，力所能及地解决他们的实际困难。对患者和家属的提问，要耐心细致地解答，这不仅是出于礼貌，也便于随时观察患者的病情和意向，及时提供护理服务。同时，在护送患者过程中，要根据患者的病情采取必要的安全保护措施，如患者有输液、吸氧等，要注意安全及保持各种管道通畅。能步行的患者可扶助步行，不能行走的或病情危重的患者可用轮椅或平车护送。送入病区后与病房护士进行详细地交接，包括患者的病情、物品等。

（二）患者进入病区后的护理礼仪

对大多数住院患者而言，医院是一个陌生的环境，会让患者产生紧张、焦虑和不安。为使住院患者尽快熟悉医院环境，积极配合治疗达到早日康复的目的，护士应按照护理礼仪的基本原则，为住院患者提供优质的护理服务。

1. 接待新入院患者的护理礼仪　接待新入院患者时，护士应遵循的礼仪原则是热情、同情、爱心、耐心。

（1）热情接待，亲切问候：新入院患者来到病区首先进入护士站，接诊护士应起身微笑迎接，亲切问候，并做自我介绍，如"您好，我是值班护士（或办公室护士）某某，今天由我负责接待您，请您先把门诊病历等交给我"，双手接过病历等以示尊重。在场的其他医护人员也应主动向患者或家属点头微笑，表示欢迎。

（2）详细介绍，周到服务：在护士站办理完有关手续后，尽快将患者护送入病房，责任护士应主动热情地介绍自己及主管医生，如"您好，我是您的责任护士。我叫某某，您有什么事情可以随时找我。您的主管医生是某某，他一会儿来看您"。如患者病情允许，可以同时介绍病室的其他患者、病区环境、住院要求、作息制度、陪护探视制度、床单元有关设备的使用方法及入院后当日的相关检查治疗等，以满足患者归属的需求，使患者尽快适应住院生活环境。

（3）语气温和，态度诚恳：在护患沟通交流时护士应与患者保持平行的视线，语气温和，态度诚恳，尽量多用"请""谢谢"等礼貌用语，避免使用"不准……""必须……"等命令式语言，使患者愉快地接受护士的指导，使护患双方相互理解、支持和配合，建立共同参与型护患关系。

2. 接待患者家属的护理礼仪　接待患者家属时，护士应遵循的礼仪原则是尊重、礼貌、大方、友好。

（1）相互尊重，友好相处：面对亲人生病住院，家属常常表现出焦急、紧张、束手无策等情绪，会影响到患者的情绪，护士应理解尊重家属，并与患者家属建立良好的关系，以尽快了解患者的生活习惯、心理状态和家庭支持系统，有利于病房管理，也可避免和减少医患矛盾。

（2）举止文雅，有效沟通：家属往往会从医护人员的举止行动中判断自己亲人的病情、治疗效果以及医务人员工作的可信程度。此时，护士的言行举止，一个微笑、一个眼神、一种语气语调都起着至关重要的作用。特别是护士在与患者家属交流病情时，注意把握说话尺度，讲究谈话艺术，做到科学地解释、诚恳地安慰，切不可嫌烦、敷衍、搪塞，甚至不予以理睬。如果护士真的不能解答，可转告、询问医生。

3. 患者住院期间的护理礼仪 患者住院期间护士应遵循的护理礼仪原则是亲切、轻柔、稳重、准确、快捷。

（1）语言温和，举止大方：在护理活动中，护士与患者交流时应注视对方，保持与患者目光平视，面部表情自然，手势动作不可过大，切忌"手舞足蹈""指手画脚"。语言准确、温和有礼，切忌嬉笑，在与异性接触时更应注意自己的言行举止。护士在病房的坐、站、行和各种操作应规范准确、自然舒展。行走时脚步轻盈快捷，神情庄重自然，开关门时动作轻稳，推车应平稳、无噪声，使患者感到安全舒适、轻松愉快，有利于早日康复。

（2）亲切关怀，文明服务：住院患者来到陌生的病房需要一个适应过程，护士亲切的话语、礼貌的问候、周到的服务能使患者感到温暖，使其尽快摆脱孤独，适应治疗环境。护士在护理活动中要做到文明服务，在进行治疗时有称呼声，操作失误有道歉声，与患者合作有谢声，遇到患者有询问声，接打电话时有问候声等，可使患者对护士产生亲近、信赖和敬重之情，从而缩小护患之间的距离。

（3）快捷及时，安全周到：临床护理工作中，护士应做到思维活跃、动作敏捷、操作准确，还要有"爱心、耐心、细心、责任心"，特别是患者病情危急的时候，要以严谨的科学态度和丰富的临床经验，准确及时地判断和处理，使患者获得治疗的最佳时间，早日康复。

（4）护患沟通，技术娴熟：护士的服务对象是患者，在完成各项护理工作时，除了要有丰富的临床护理知识、精湛的护理技术，高质量高标准地完成护理操作外，还应进行有效的护患沟通，建立良好的护患关系，提高护理人员在患者心目中的地位，更好地为患者服务。

（5）坚持原则，满足需要：对于患者的不同需求，护士应通过合理的途径和方法尽量满足其合理的要求。当患者对治疗有疑问或对病情渴望了解时，无论问到哪位护士，护士都不应推脱。虽然并非所有问题都是你能解决的，但你应设法与其他护士、护士长或医生取得联系，并把结果告知患者，以满足患者的需要。

4. 临终关怀中的护理礼仪 临终关怀是向临终患者及其家属提供包括生理、心理、文化、社会等全面的医疗与护理照顾。

（1）对临终患者的护理礼仪：临终是患者处于生命终极时的一段特殊生活，护士必须充分理解，满腔热忱地对待临终患者，尊重临终患者的人格权利，只要临终患者神志是清醒的，护理人员就要根据他们的生活习惯和个性特征给予更多的选择自由。同时，处于不同心理阶段的临终患者对死亡都有不同程度的恐惧和痛苦，护士应帮助临终患者坦然面对，可通过非语言行为如抚摸患者的前额，将患者的手放进被子里或帮他理一理散乱的头发等细小的动作，让患者感到安抚、友好、关心、尊敬等，使他们在精神上得以宽慰，心理上得到满足，从而能够平静、安详、尊严地走完人生的最后旅程。

（2）对临终患者家属的护理礼仪：临终患者的家属面临多重压力，表现出内疚感和心力交瘁。在患者去世前护士应当劝说家属不可在患者面前表现难过。为尽量满足患者的需求，应允许亲友多来探望，让患者同亲人在一起度过最后宝贵的时光。如患者抢救无效死亡，可以向家属说："我们已尽全力进行抢救，可是因病情太重，仍不能挽救患者的生命，你们作为家属已尽心了，请节哀，多保重。"如家属因暂时无法接受现实，对医护人员产生误解而出现过激言行，护士应当宽容理解，富有爱心和同情心，更应冷静而耐心地对待。对于不实的误解和偏见，护士可以本着实事求是、不加主观评论做好说明解释，让家属自己去分辨是非，也可采取暂时的沉默和避让，这样有时比正面解释能取得更好的效果；对于个别人出现的辱骂甚至人身攻击，护士应冷静，做好自我保护和医疗护理资料的保护；对于明显干扰正常医疗秩序，影响其他患者就医者，应立即报告医院保卫部门，必要时报警解决。

（三）患者出院护理礼仪

患者通过治疗恢复健康或因其他原因需要出院时，护士应主动协助办理出院手续，并按护理礼仪规范为患者提供护理服务。

1. 及时祝贺，征询意见 当护士得知患者出院的消息后，首先对其康复表示由衷地祝贺，并感谢患者住院期间对医护工作的理解、支持和配合。谦虚地征询患者及家属的意见和建议，同时对医护工作的不足之处和对患者关心不够之处表示歉意。

2. 出院宣教，细致入微 患者痊愈出院时，患者及家属心情非常愉快，希望能尽快离开医院。此时护士应主动指导和帮助患者及家属办理出院手续，介绍出院时的病情，用药须知，出院后的饮食起居、功能锻炼等。责任护士可根据病情给予书面的健康指导，并主动为患者提供专家出诊时间，告诉患者要遵医嘱定期来医院复查；如有不适，应随时来医院就诊，或打电话咨询。

3. 出院送别，守礼有节 临别时表达友好祝愿，是增进护患关系的良好时机。患者出院手续办理完毕，即将离开医院时，责任护士应到病房协助患者整理物品，将患者送至门口或车上，道一句"您慢走，多保重""别忘了吃药"等，并行握手礼或挥手礼告别，既可表现护士的素养，又把关爱带给患者和家属以及他的朋友。

四、手术室护理工作礼仪

手术室是患者手术治疗的场所。手术室护理工作专科性强，工作任务繁重，责任重大，任何差错、失误都可能给患者带来不可挽回的影响甚至危及生命。因此，一声亲切的问候，一辆整洁的担架车，一次认真的查对，一个无菌的环境，一张安全的手术床，一次详细的宣教，都会增加围手术期患者的安全感。手术室护士不仅要配合医生进行手术，而且还要具备关心爱护患者、文明礼貌的职业素养，以减轻手术对患者造成的不良心理影响，确保手术成功。

（一）术前护理礼仪

1. 术前疏导礼仪 手术是一种创伤性的治疗手段，既能给患者带来生存希望，又会给患者带来一定的身体创伤，而且大多数患者会害怕手术，特别是第一次手术者，患者会出现焦虑、紧张和恐惧的心理，导致患者失眠、烦躁不安、不思饮食等术前反应，将会影响患者术中配合和术后恢复程度，甚至可导致并发症。因此，护士应针对患者术前的心理特点，与患者进行亲切交谈，有效沟通，进行心理疏导，稳定患者情绪，同时了解患者病情、病史、心理需求、生活习惯（吸烟史、饮酒史）、社会背景（职业、社会地位等）、接受手术的态度及对医疗护理工作的协作程度等。护士根据患者的具体情况因人施护，用事例来激励和安慰患者，以最佳的心理状态接受手术。术前疏导不要在患者进食、治疗时间进行，交谈的时间不要太长，注意表达信息的准确和婉转，避免说一些会引起患者不安的话，如癌症、死亡等。不必对手术过程详细说明，以免增加患者的心理负担。不宜向患者机械地宣读术前的各种注意事项，使患者感觉冷漠、无助，如同接受宣判。

2. 接手术患者礼仪 手术室护士到病房接患者到手术室时，首先要礼貌地与病房护士联系好，认真核对患者的基本信息，包括科室、床号、姓名、性别、年龄、诊断和手术名称等，防止接错病人。然后再来到病房，亲切地与患者打招呼，再次核对患者手术相关信息，认真核查术前准备情况。手术室护士接患者时，应礼貌温和，亲切自然，动作柔缓。同时，根据患者的自理能力协助患者上平车，推车时要平稳不可过快，多安慰和鼓励患者，使患者心理放松，产生安全感和信任感，进而积极配合手术。

（二）术中护理礼仪

1. 亲切关怀，视如亲人 手术无论大小都给患者带来心理压力，医护人员的言行可引起患者微妙的心理变化。因此，护士对待每一位手术患者，应像对待自己的亲人一样，以高度的责任心和爱心，精心照顾他们。如护士推患者进入手术间时，可以边走边向患者介绍手术间的布局、设置，以消除其对手术室的恐惧感和神秘感；根据患者身体情况，扶助患者到手术床上，动作轻稳，带有保护性地帮助患者摆好麻醉体位，同时向患者解释正确体位对防止手术意外、麻醉不良反应及术后并发症的重要性。术中护士可以适当抚摸患者额头，轻轻握着患者的手，用温暖、亲切、鼓励的话语安慰患者，如"请放心，我会一直陪伴在您身边"等。使患者感到心理舒适、安全。

2. 言谈谨慎，举止安详 在手术中，医护人员应尽量减少交流，不谈与手术无关的话题，更不能议论一些加重患者负担的话，如"真没想到""糟了"等。特别是非全身麻醉手术时，医护人员更应做到言行谨慎，患者会对术中听到的医护对话，看到的医护人员的神情反复推敲琢磨，医护人员一旦露出无可奈何或惊讶的神情，都会给患者造成不良的心理负担。如果术后患者出现一些不良反应时，往往会把手术中听到的只言片语及看到的情景联系起来，执意认为是产生问题的原因，给医护人员带来不必要的医疗纠纷。因此，整个手术过程中医护人员除应尽心尽力地进行手术外，还要做到沉稳冷静、言行谨慎、神态安详。

（三）术后护理礼仪

1. 关心体贴，认真交接 手术结束后，护士送患者回病房，与病房护士进行全面详细地交接，包括手术情况、目前用药情况、生命体征、伤口情况、引流管情况、注意事项等。同时，护士要关心、爱护、鼓励患者，以亲切的态度告诉患者手术顺利，不要担心，赞扬患者战胜恐惧、配合手术的精神，并鼓励其继续发扬这种精神，积极配合术后护理工作，争取早日康复。

2. 密切观察，耐心解释 手术完成只是患者治疗的一部分，术后仍会发生许多病情变化。护士要密切观察、精心护理。注意观察患者术后的症状和体征、麻醉恢复情况、伤口及引流管情况等。针对术后患者伴随的不适症状，护士要耐心、细致地与患者及家属交流，礼貌、慎重地给患者及家属讲清原因，指导患者及家属术后注意的问题，千万不要有不耐烦的情绪。同时告诉患者术后不适是暂时现象，以消除紧张情绪，取得患者和家属的理解和配合，增强康复信心。

3. 正确指导，适当活动 合理的饮食起居、适当的活动对术后患者的康复起着促进作用，护士应掌握术后护理要点，正确指导手术后患者的饮食起居和功能恢复，鼓励其尽早活动。如指导胸部手术后患者进行呼吸功能锻炼；鼓励阑尾炎术后患者要早期下床活动，以改善血液循环，减少局部粘连等。在具体操作上护士应正确示范和指导，把关爱、尊重等美好情感表达给患者，使患者真切感受到优质的护理服务。

【案例讨论】

王先生，41岁，有十二指肠溃疡病史3年。今日中午饱餐后出现中上腹刀割样剧烈疼痛，伴恶心、呕吐等症状，遂到医院就诊。否认手术及外伤史，否认传染病史，否认药物、食物过敏史。

查体：T：38.9℃ P：100次/分 R：21次/分 BP：90/50mmHg。神志清楚，痛苦面容，皮肤巩膜无黄染，心肺听诊无异常。腹胀，腹式呼吸消失，腹肌板样，全腹有压痛及反跳痛，以右上腹及中腹较明显，肝浊音界消失，肠鸣音消失。

主要辅助检查：腹部X线检查见膈下有游离气体。

医疗诊断：十二指肠溃疡穿孔。

心理社会状况：患者目前腹痛剧烈，表现为焦虑不安，紧张恐惧，并对将进行的手术治疗非常害怕，担心手术治疗的效果、手术费用等。

讨论：针对患者焦虑紧张的心理状况如何做好术前疏导工作？

五、社区护理工作礼仪

社区护理是为一切有健康需求的人、家庭和社区提供卫生服务。因此，社区护士要从社会、家庭、个体三方面努力构建良好的护理人文环境，提高护理质量，帮助人们保持和促进健康。

（一）社区护理的特点

社区护理范围是以人为中心，家庭为单位，社区为范围，为社区所有的人提供以健康促进和疾病预防为主的服务，具有连续性、综合性、协调性、全方位性。护士必须了解各类医疗技术，以及家庭和社区内外各种资源的情况，为患者提供诊疗、预防保健、康复、心理咨询与辅导、追踪随访、家庭医疗与护理等全方位、个体性的护理服务。

（二）社区护理工作的礼仪要求

1. 具有社区护士的基本素质　社区护士需受过护理专业知识、公共卫生护理知识的教育，具有良好的职业道德、敬业精神及服务态度，具有健康的身体和心理状态，具有娴熟的护理技能。社区护士应熟悉社区护理的工作环境，仪容、仪表、仪态应符合要求，以建立良好的护患关系，为社区提供便捷、多层次的护理服务。

2. 具有广博的知识和能力　社区护士的工作范围很广，经常要独立面对接诊、救护、转诊或康复指导等工作。因此，社区护士必须掌握更多的医学知识、康复常识、预防保健、公共卫生领域内的相关知识、心理护理知识等，同时应具备人际交往与沟通能力，综合护理能力，独立判断与解决问题的能力，预见能力，组织管理能力以及自我防护能力。

3. 具有慎独精神，严格遵守护理规范　由于社区工作的条件限制，社区护士的工作具有高度的自主性和独立性，这就要求护理人员具备慎独精神，严格遵守护理规范，遵守行业纪律，成为社区群众放心的护理工作者。

4. 具有公平公正的服务理念　社区护理应坚持以人为本，以人的健康为中心，以社区、家庭、居民为服务对象。对不同的服务对象应一视同仁、公平对待，对于特别贫困的弱势群体和无助家庭给予更多的关爱、帮助。

5. 具有耐心细致的服务意识　社区护士不仅要照顾个体患者，还要为家庭、社区群众提供全方位的整体护理。因此社区护士无论是执行临床医嘱，还是对个人及家庭进行心理辅导、健康教育、康复护理，都应耐心细致地做好工作。礼仪表达就是耐心细致地观察、护理、操作，不厌其烦地聆听，反复多次地沟通交谈、指导，以消除患者的不良心理状态，减轻患者的痛苦。

第五节　医护人际关系礼仪

医护关系是医生和护士这两种不同职业群体在医疗活动中形成的相互关系，是护理人际关系中一个重要的组成部分。在医护关系中，医疗和护理是两个并列的要素，既有分工又紧密合作，二者相辅相成，不能相互替代，组成了治疗疾病的全过程。因此，建立良好的医护关系是完成医疗护理活动，解除患者疾病，促进患者康复的重要保证。

良好的医护关系是通过有效的交流与沟通来建立和发展的。这需要医护双方的共同努力。在许多情况下，护士在医护人际关系礼仪中发挥着积极主动的作用。

一、医护人际关系基本礼仪要求

合格的医护工作者必须热爱自己的职业。不论是医生还是护士，都应该努力提升自己的职业道德水平、团队合作的能力以及与他人相处的亲和力。医生的行为举止应该是沉稳谦逊，善于思考，能给人以依赖感、信任感；护士的行为举止则应得体细腻，服务细致，能给人以亲切感。

二、护士在医护人际关系礼仪中的作用

（一）护士在适当的时机介绍护理专业特点

虽然医疗与护理专业关系密切，联系广泛，但并不是所有的医生都完全了解护理专业的特点。护士应利用适当的机会主动向医生介绍护理技术的内容、专业特点和护理管理方面的要求，随时征求医生的意见，取得医生的理解、支持和配合。

（二）互尊互学，相互信赖

由于医疗和护理是两个不同的专业，其知识范围、重点和深度是不同的。医护双方应相互学习，尊重对方的人格，信赖对方的能力，任何一方都不能轻视、贬低另一方，特别是要防止轻视护士的倾向，也不能出现高年资护士不尊重低年资医生的现象，双方都应该把维护患者的利益作为最高准则，共同对患者负责。

（三）精诚合作，相互支持

在医疗护理活动中，医生和护士是最好的伙伴，医护之间的团结协作是医疗护理工作开展的基础。在制定医疗方案和护理计划时，双方要互通信息，医生制定的治疗方案为护理工作提供了依据，护士认真执行医嘱也为医疗工作提供了护理支持。当医护之间出现协调配合欠妥时，应协商解决，切忌在患者面前与医生发生争执。

（四）坚持原则，加强沟通

在工作中，如果医生和护士在治疗和护理方法上有不同的看法和意见，以维护患者的利益，保证患者的安全为最高准则。同时护士应坚持原则，决不能姑息迁就，不加补救，否则就有可能发生医疗差错、事故。护士应该以诚恳认真的态度与医生进行沟通，提出自己的意见，切忌指责和藐视对方，最好不要在其他人面前过于直率地指出医生的错误，更不能在患者或患者家属面前议论医生在治疗上的不妥之处，避免引起医疗纠纷。

学习小结

通过本章学习，能培养学生良好的职业素养，提高学生的专业核心能力，在不同的护理岗位，使学生既能拥有良好的精神面貌和礼仪修养，又擅长使用礼貌、适宜的语言和非语言技巧，建立良好的护患关系，为服务对象提供优质的护理服务。

复习思考题

1. 护理工作礼仪的基本原则有哪些？
2. 护生实习期间人际交往礼仪包括哪些？
3. 门诊、导诊护士的工作礼仪有哪些？
4. 急诊救护礼仪有哪些？
5. 新入院患者的接待礼仪有哪些？

第八章 涉外礼仪

1. 掌握 涉外礼仪的原则及涉外基本礼仪。
2. 熟悉 主要国家的基本礼仪。
3. 了解 涉外礼仪的特点。

随着经济的发展，人们国际化的交往日益频繁，涉外礼仪的作用日益显著。涉外礼仪不仅要求人们在对外交往中以礼待人，还要求对世界各国的文化、信仰、风俗民情、生活禁忌等具有广泛的了解，在涉外交往中避免因少见多怪而失礼于人。

第一节 涉外礼仪概述

涉外礼仪是涉外交际礼仪的简称，是指人们在对外交往中，用以维护自身及本国形象，向交往对象表示尊敬与友好的约定俗成的习惯做法和礼节规范的总称。涉外礼仪实际上就是我们参与国际交往所要遵守的惯例，是约定俗成的做法。

一、涉外礼仪的特点

涉外礼仪具有三大特点，具体如下。

（一）时代性

当代科技迅猛发展，人类文明逐步提高，人们在日益频繁的国际交往过程中，应该尽可能地呈现当前时代各国人类生活的特点及文明需求。涉外交往应该将约定俗成的国际惯例和当前时代的国际特点紧密结合起来，体现涉外交往中的时代性特点。

（二）普遍性与变通性

涉外礼仪本身就包含了国际礼节，所以，涉外礼仪对每个国家、每个民族都适用，即体现出普遍性。但中国有句俗话"十里不同风，百里不同俗"，各国都有自己的礼仪文化、传统习俗，这就要求我们在国际交往中"入乡随俗"，这正体现了涉外礼仪的变通性。

（三）真诚性

在涉外交往中，只有出于真诚的渴望和尊重，本着对交往过程中对象性、规范性和技巧性的把握，才能赢得彼此的信任和尊重，才能建立平等和谐的国际关系。因此，我们在国际交往中应该做到彼此之间言谈得体、与人为善、真诚可信。

二、涉外礼仪的原则

涉外礼仪的原则也可叫作涉外礼仪基本通则，指人们在与外国人接触交往时所应了解并掌握的有关国际交往惯例与基本原则。尽管涉外礼仪纷繁复杂，但若能认真遵守其基本原则，则可以在涉外交往中表现出得心应手，举止有度。

（一）维护形象

个人形象在涉外交往中深受人们的关注和重视。国际交往中每个人的形象，都真实地体现着该个体的教养和品位，能客观地反映自身的精神风貌和生活态度；与此同时其个人形象更能较为客观地反映该个体所在单位或所属国家、民族的形象。树立良好的自身形象就要注重仪容、仪态、服装服饰、言谈举止、接人待物等具体的外在形式，同时提高自身的内在修养。

（二）不卑不亢

不卑，是自尊；不亢，是尊重对方。不卑不亢是涉外交往礼仪的最基本原则之一。在对外交往中牢记国家和民族的利益与尊严，坚决维护国家的主权和民族的利益。在一切国际交往中，对任何交往对象都要做到一视同仁，给予平等的友好与尊重，不可厚此薄彼。既不在外国人面前卑躬屈膝，崇洋媚外；也不妄自尊大，盛气凌人，盲目排外。

（三）信守原则

彼此尊重，信守约定，是指在一切正式的国际交往中，都必须严格遵守，认真履行自己的所有承诺，这一点在国际交往中尤其重要。即古人云"言必行，行必果"，对一切有关事宜的正式约定，都应恪守不怠。在涉外交往中，取信于人是奠定交往对象彼此之间相互信任、建立良好关系的基石。牢记"一诺千金"，信守约定。

在讲究诚信的过程中，自己所做的约定，自己务必率先遵守；为了真正的信守约定，在涉外交往中必须谨言慎行，不要草率鲁莽，尤其关系国家或民族的事宜或合作更要谨慎从事，提高国际交往的有效性，避免不必要的损失。若在涉外交往中确有无法抗拒的因素，导致交往不能按时进行，一定提前主动说明，真诚地请求对方的谅解，并应为此事专程向对方致歉。

（四）入乡随俗

涉外交往中，要真正做到尊重交往对象，就必须尊重对方所独有的风俗习惯。伴随着涉外交往的日益频繁，前往他国或地区工作、学习、交流等活动与日俱增，这就要求我们要根据当地的礼仪习俗，约束自己的言谈举止，以体现对"主人"的友好与尊重，达到和谐交往与友好合作的目的。入乡随俗的过程中不仅要熟知对方的礼仪习俗，了解对方的生活禁忌，对不能接受的习俗，应给予一定尊重和适当的说明，这样才能在交往中独立、自信，游刃有余。

【案例讨论】

李敏，公司白领，豪爽聪慧，业务能力强。一日去菲律宾洽谈业务，抵达目的地后受到东道主的热烈欢迎，对方特意向李敏递过当地的特产饮料，一向"左撇子"的李敏不假思索，左手接过饮料一饮而尽，没想到主人却神色骤变，面露不悦。

请分析双方交流中存在的问题。

（五）求同存异

各国之间最大的不同就是思维方式的不同所体现出的文化的差异。求同就是指在国际交往中，要遵守有关礼仪的国际惯例，即重视礼仪的"共性"。如在涉外交往中，不同的国家往往施行不同的见面礼，但目前以握手礼作为通行世界的见面礼，并被广泛地认同，这就是遵守国际惯例的共性。存异，即国外礼仪的"个性"，要了解交往对象所在国家的礼仪与习俗并加以尊重。如不同国家所施行的见面礼节各不相同，中国人习惯拱手礼和握手礼，日本人见面常用鞠躬礼，泰国人习惯合十礼，欧美人喜欢吻面礼、吻手礼或拥抱礼等。如此，不尽相同的见面礼，体现的则是国际交往中礼仪的"存异"。

（六）尊重隐私

个人隐私，指个人出于尊严或其他方面的考虑，不愿对外公开或不愿被人了解、介入的私人秘密和相关事宜。在人际交往尤其是涉外交往中，但凡涉及对方个人隐私的问题，都应有意识地予以回避，如收入支出、年龄大小、恋爱婚姻、身体健康、家庭住址、个人经历和信仰政见等话题。在许多西方国家，个人隐私受到法律的保护。尊重他人的隐私，这也是国际交往中对交往对象的尊重和体谅的充分显现。

（七）不必过谦

中国的传统文化中"谦虚使人进步，骄傲使人落后"的思想根深蒂固，接人待物方面讲究含蓄和委婉，当涉及对自己的所作所为进行评价时很少能够做出鲜明的自我肯定，尤其反对自我张扬。如花了近一个月的收入请朋友吃丰盛的大餐，口中却还说简单吃点，请多包涵。但在涉外交往中，应充分了解西方人性格直率、个性张扬的特点，尤其面对表扬显得态度明朗，落落大方。正确的做法应该在实事求是的前提下，善于对自己及自己所在的集体或国家做出正确的、恰当的评价或肯定。

（八）热情适度

在涉外交往过程中，不仅要热情好客，更要把握好待人接物的分寸，否则就会事与愿违，甚至过犹不及。

尊老爱幼是我国的传统美德，但在涉外交往中，对于一些自主意识比较强的国际友人表现出过多的关心与体贴，会让对方无所适从，故要做到关心有度。在交往过程中，对没有触犯法律、违背伦理道德，没有侮辱我方国格和人格等的行为通常不作出明确的批评和指责，即批评有度。在涉外交往中，应该特别注意根据双方关系不同，与对方保持的空间距离不同，即距离有度。在国际交往中，按照国际惯例规范自己的言行举止，避免过分随意或过分拘谨，避免乱扔垃圾、说脏话等不文明、不礼貌的举止和当众挖鼻孔、挠痒痒等缺乏修养的表现，即举止有度。

（九）女士优先

女士优先原则最早起源于欧洲国家，是国际社会交往中公认的重要礼仪原则之一，即要求每一位成年男子，在社交场合中，都要尽自己的一切可能来尊重女性、体谅女性、帮助女性、照顾并保护女性，并且随时随地、义不容辞地主动挺身而出，替女性排忧解难。女士优先原则具体可以体现在与成年异性交往过程中，男士应主动为女士开门、拉开座椅、接挂衣帽、请其先行等。这些行为表现也是西方国家认同的绅士风度的象征。随着西方文化的影响，我国对尊重女性、保护女性、关心体贴女性等意识明显增强，尤其在城市或者受过教育的阶层中表现得更为明显。

（十）以右为尊

在位置排列中，涉外交往一般都有必要确定主人及客人的具体位次，遵守"以右为尊"的原则，并排站立、行走或就座时，主人一般居左，客人为右，以示礼貌和对客人的尊重。具体表现为：男士居左，女士为右；晚辈居左，长辈居右；未婚者居左，已婚者为右；职位、身份较低者主动居左，而请职位、身份较高者居右；举行国际会议时，会议主席台上座次的排列，同样讲究以右为尊。

三、涉外基本礼仪

（一）称呼礼仪

国际交往中普遍的称呼要求如下：

1. 对男子一般统称为"先生"，对已婚女性称呼为"夫人"或"女士"，对已婚且年龄较大者称"太太"，对未婚女士统称为"小姐"，对不清楚其婚姻状况的女士泛称为"小姐"或"女士"是非常受用的。以上称谓前均可冠以姓名、职称或头衔等。

2. 对医生、教授、律师、法官等，均可单独称其学位或职务，也可加上姓氏和"先生"，如"刘教授""法官先生"等。

3. 对军人一般称其军衔加"先生"，如果知其姓名，可以加上姓与名。

（二）着装礼仪

在国际交往中，涉外交往人员所处场合大致分为三种：公务场合、社交场合和休闲场合。每个人在不同的场合所选择、穿着的服装不仅会给人以深刻的印象，而且也是其身份、地位、修养与品位的客观体现。

1. 根据所处具体场合，选择相应服装　公务场合即工作期间处理国际公务的场所，着装应突出"庄重保守"，我国目前涉外人员在国际交往中着装主要是深色毛料套装、套裙或制服。社交场合如出席宴会、观看演出、参加舞会、参与集会等时，着装应突出"时尚个性"，我国涉外人员在此场合的着装一般选择时装、礼服或具有本民族特点的服装。休闲场合如居家休息、健身运动、游览观光、街市散步、商场购物等，在此场合下，涉外人员着装一般突出"舒适自然"，我国涉外人员以牛仔装、运动装、夹克衫、短袖衬衫、短裤及T恤衫等多见。值得注意的是：社交场合最好不要穿制服或便装，而休闲场合不宜穿套装、套裙或制服。

2. 了解并遵守涉外着装方法及搭配技巧　在国际交往中，着装必须严格遵守规范的着装方法。一般中山装上衣领口之处的风纪扣必须扣上；着正装之前必须将袖口处的商标拆掉；上衣的其他纽扣务必在正式场合时扣严，避免人前失礼；不要在衣袋或裤袋中装过多物品。在着装搭配时遵守"三一定律"，即男士在正式场合应当使自己的公文包与鞋子、腰带颜色一致。颜色上尊重"三色原则"，即全身上下的着装应当保持在三种颜色之内。服装的效果往往不是穿出来，而是搭配出来的。所以应该掌握一些服装搭配的技巧。

（三）英文书信礼仪

涉外交往过程中，都离不开书信的往来。英文书信一般包括七个部分：信头、信内地址、称呼、正文、结尾礼词、签名以及信封书写。

1. 信头　欧美国家的书信，习惯将发信人的地址以及发信日期写在信内正文的上端。该处地址的写法与中国书信地址的方法恰恰相反，即地址由小到大，日期写法是月、日、年。

2. 信内地址　信内地址是英文书信特有的内容之一，是在信内写明收件人的姓名以及收信地址，在社交书信中可以省略，但在商业书信中不可缺少。正确格式为收件人地址位于信头左边，且称谓的正上方，左边空白处要留出一寸左右，和正文所留出的空白一样。信内地址必须与信封地址一致。

3. 称呼　英文社交信件中对于收件人的称呼，一般应该写在信头半寸之下，且左边也要留出一寸空白。称呼可用"Dear"或"My dear"，在姓名前可加"Mr.""Mrs.""Ms."。

4. 正文 英文书信的正文应该在称呼下面一行开始，这是书信的主要部分。一般由开头、主要内容、将来的计划和行动以及结束语等四部分。

5. 结尾礼词 英文书信的结尾礼词一般于正文下面两三行的位置，多从信纸中央写起，只有句首字母大写，结尾用逗号。

6. 签名 发信人应该在结尾礼词的下面略偏右侧的位置签上自己的姓名。

7. 信封写法 英文书信收件人地址一般写在信封正面的右下方，先写收信人姓名，然后再写门牌号码，接下来才是所在地区、国家，各占一行。寄信人地址写在信封正面的左上角。

（四）拜访礼仪

国际交往中，友人之间相互拜访要注意以下几个问题。

1. 约定在先 一般当受到拜访对象的专门邀请后，与对方共同商定具体时间、地点、交流时限等。国际拜访约定时间应避免节假日、过早或过晚的时间。

2. 守时践约 正规赴约时间一般比相约时间提前 3~5 分钟，但也不可提前过久，否则造成对方的措手不及；若因故不能如期抵达，务必及时通知对方，或另行改期拜访，在此情况下，一定要记住向对方郑重道歉以求谅解。

3. 登门有礼 按时赴约时，按照当地风俗习惯向对方行见面礼或赠送小礼物。然后在主人的引导下，进入房间，并在指定的座位上就座，切勿未经主人许可，在主人家中四处"参观"，尤其不要随便进入主人的卧室，更忌讳随意翻阅主人家中物品。

4. 适可而止 国际交往中，礼节性的拜访，尤其是初次国际拜访，按照国际惯例时间一般控制在 15~30 分钟，最长也不要超过两小时。拜访结束即将告辞时，尽管主人表示挽留，仍需执意离去，但要向对方表示谢意。

（五）小费礼仪

小费是指消费者在享受服务人员的优质服务时给予的额外支出。在许多服务业十分发达的国家，小费不仅是服务人员的报酬之一，有的甚至在报酬所得中占有相当比例的份额。在涉外交往中，也应入乡随俗地在适当的场合支付适宜数量的小费。

1. 付小费场合 住宿酒店过程中门童、行李员、送餐者、客房服务员等；用餐过程中的领位员、侍者；乘坐出租车的司机；观光中的导游员、驾驶员等都是支付小费的对象。

2. 付小费方式 付小费可通过列入账单、不取零钱、多付现金等方式按比例支付。通常小费是消费总额的 10%~20%，根据消费场所的等级给予适当比例的小费，往往场合档次越高，小费比例越高。

3. 相关事宜 在支付小费时应尊重对方；按质付费，当服务质量确有下滑可酌情减少小费的支付；根据不同的国家风俗可有所区别给予小费，目前我国服务人员在提供涉外服务时，不向对方索要小费。

四、涉外护理工作礼仪

涉外护理工作中，护理人员面对的主要对象是语言、习俗不同的外籍患者，这就要求护理人员不仅熟练掌握护理技术和交流语言，更重要的是对不同文化的理解和把握。

（一）入院接待礼仪

当接到外籍患者入院通知时，责任护士在病区门口迎候，对来者送上一个真诚的微笑和他所熟悉的问候。护士的诚恳、谦恭不仅可以赢得患者的尊重和信任，更会令外宾备感亲切，给即将开始的医疗活动带来一个良好的开端。对患者及其所在国家文化的尊重，正是建立医院与患者间良好信任的基石。

（二）数字礼仪

在为外籍患者安排病室或床位时，应该对不同民族或不同宗教信仰的人们对数字的忌讳有一定的了解。如信奉基督教、天主教的信徒都十分忌讳"13"和"星期五"，认为这一数字和日期是厄运和灾难的象征，所以对此类患者应避免选择13号病房或床位，重要的操作更要避开13号，当然更包括13号的星期五；日本人忌讳数字4，是因4与"死"的读音相似，意味着倒霉和不幸，所以与日本友人互赠礼品时切记不送数字为4或谐音为4的礼品，更不要安排日本患者入住4号、14号、44号等房间。

（三）鲜花摆设礼仪

花是一种美好的祝福和象征，西方人的生活中离不开花。在病房中摆设一束鲜花是一种热情友好的祝福，然而倘若不了解不同国家的送花习俗和禁忌，送花不当，就会产生许多难以消除的误会。

如俄罗斯人送花前要数数花枝数，要成单不成双，成双会被认为招致厄运；切忌送菊花，菊花在任何欧洲国家都是用于葬礼的花卉，在日本菊花是王室专用花卉；黄色的花卉在法国象征夫妻间的不忠贞，在墨西哥它表示死亡；而在我国充满寓意的百合花对英国人来说却表示死亡，等等。

（四）沟通礼仪

首先主动用患者能够听懂的语言，清晰、自然、大方、得体地向外宾进行自我介绍或在医院翻译工作者的帮助下进行自我介绍。交换名片应双手递出、面带微笑、眼睛注视对方，接受对方名片也应双手接回，认真读阅名片内容后再郑重地收存。同时，在双方沟通过程中可根据患者的年龄、身份、疾病状况等适当地采取正确的肢体语言，如手势、姿势、面部表情、眼神等传递信息，指导患者学习的同时加深护患的交流。

（五）肢体禁忌

在运用肢体语言时应该注意表达的禁忌，同一个手势或动作，在不同的国家里表示不同的含义。比如右手掌心向外，拇指和食指合成一个圈，其余手指伸直的手姿，在英美表示"OK"，在日本表示"钱"，在拉美国家则表示下流的手势。在中国，对某一件事、某一个人表示赞赏，会跷起大拇指，表示"真棒"，但是在伊朗，这个手势是对人的一种侮辱。在我国摇头表示不赞同，而在尼泊尔则正相反，表示很高兴、很赞同。另外，注意适当地运用手势，可以增强感情的表达；但与人谈话时，手势不宜过多，幅度不宜过大，从而给人含蓄而稳重的感觉。

（六）尊重不同价值观与习俗

涉外护理过程中需要不断地提高对多元文化的理解和掌握，更重要的是尊重患者不同文化下的价值观和习俗。如在称呼方面，西方老年人非常忌讳在称呼中有"老"字；同时西方人自我管理意识较强，即使在患病期间也尽自己力所能及来照顾自己，因此，护士在与外籍患者交往过程中，应根据患者的不同文化背景和价值观采用不同的照护方式。

五、宗教的起源及禁忌

在当今世界，有 1/2 以上的人口，信仰不同的宗教。宗教的存在是社会最具普遍性的现象，宗教多元化也已成为现代社会的重要特征之一。了解宗教礼仪就应首先了解世界四大宗教基督教、伊斯兰教、天主教、佛教的起源及禁忌。

（一）基督教

基督教是世界上信仰人数最多的宗教。基督教主要分三大派系：天主教（或称罗马公教）、新教（或称基督新教、耶稣教）和东正教。基督教的创始人是耶稣（Jesus），上帝耶和华之子。基督教以《旧约全书》为基本经典，称为《圣经》。节日主要有圣诞节、复活节和圣灵降临节。

基督教的禁忌：

1. 忌讳崇拜除上帝以外的偶像　基督教所信仰的上帝是宇宙独一的主宰，故向基督教徒赠送礼品时，要尽量避免上面有其他宗教的神像或者其他民族所崇拜的图腾。要尊重基督教徒的信仰，不能以上帝之名义起誓，更不能拿上帝、耶稣开玩笑。

2. 忌食带血的食物　血象征着生命，《新约》把血的作用解释为耶稣基督在十字架上流血舍弃生命而带给人们的救赎能力，故血有如此重要的意义，所以禁食血成为《圣经》对基督教徒的一种要求。

3. 基督教徒有守斋的习惯　基督教规定，教徒每周五及圣诞节前夕只食素菜和鱼类，不吃其他肉类。基督教徒在饭前往往要进行祈祷，如和基督徒一起用餐，要待教徒祈祷完毕后，再拿起餐具。

4. 忌讳数字"13"和星期五　最后的晚餐是 13 个人，同时耶稣在此预言他将被害，耶稣在星期五被钉在十字架上，所以在基督徒眼中数字"13"和"星期五"是不祥的，要是 13 日和星期五恰巧是同一天，他们常常会闭门不出，在这期间，尽量别打扰他们。

（二）天主教

广义上说，基督教包括天主教、东正教和新教；狭义上说，基督教专指新教。新教与天主教的差别：组织上天主教强调统一，以教皇为最高领导人，以梵蒂冈为中心。有些新教的信徒认为天主教既然以教皇为最高领导人，那么天主教会的头或元首就是教皇而不是基督。神父与牧师是天主教与新教对其神职人员的不同称呼。

天主教的禁忌：

1. 独身禁忌　根据教会的传统，天主教的主教、神父、修女是不结婚的。天主教徒"独身制"的产生，并非出于对现实生活的逃避，而是个体生命对高尚行为在体验中升华的过程。

2. 离婚禁忌　天主教徒认为婚姻是极具严肃性与有效性的一件圣事，其强调男女婚约之初的不可轻率性，同时主张两人的结合必须以爱情为基础。

3. 堕胎禁忌　天主教会长期以来禁止在胎儿形成生命之后施行堕胎，认为这样与杀人没有区别，这是一种危害人类生命的罪行。同时，教会不反对科学的计划生育。

4. 主日禁忌　天主教会的主日，即星期天。传统上教会规定，教徒在主日都要到教堂参与弥撒，不能以任何托词作为借口，除非有极其重要不可耽误的事情。

5. 斋期禁忌　天主教还有禁食的规定，即在耶稣受难节和圣诞节前一天，只吃一顿饱饭，其余两顿只能吃得半饱或者更少。同时，天主教会为纪念耶稣基督在十字架上圣死，及他舍身赴义的精神，制定了守斋的规则，即大斋与小斋。小斋，即素食，就是在星期五这一天。大斋是教会规定于每年复活节前40天内守的斋，故称封斋月。孕妇或哺乳婴儿的妇女因特殊原因不能守斋的，可请求"豁免"，可以不守大斋。

（三）伊斯兰教

信奉伊斯兰教的人数在全世界居第二位。"伊斯兰"是顺从的意思，其教徒称为"穆斯林"，该教主要分布在中东、北非以及南亚、东南亚地区，我国的回族、新疆维吾尔族多信仰伊斯兰教。穆罕默德（Muhammad，约公元570－632年）是伊斯兰教创传人，信真主安拉。伊斯兰教主要的节日有开斋节、古尔邦节等。

伊斯兰教的禁忌：

1. 饮食禁忌　穆斯林不吃猪肉和不反刍的动物如狗、马、鸟类等，不吃自死物和血液，同时不食生葱、生蒜等异味的东西，禁止饮酒。穆斯林宰牲前要念经祈祷，采用断喉见血的方式，不用绳勒棒打等屠宰方式。

2. 行为禁忌　穆斯林每天要做5次礼拜，且穆斯林在礼拜前，必须净身。清真寺为穆斯林进行礼拜的主要场所，大殿内严禁穿鞋进入，且进入清真寺，不能袒胸露背、不能穿短裙和短裤。在穆斯林做礼拜时，无论何人何事，都不能喊叫礼拜者，也不能在礼拜者前面走动。在伊斯兰教历九月，进行斋戒，每日从日出到日落禁止饮食和房事，当然老人、小孩、孕妇和病人可以不用斋戒。斋戒月的真正意义是一种精神上的自我净化，通过斋戒能够感受到挨饿的痛苦。

3. 服饰禁忌　伊斯兰女性教徒外出时，身体除了手和眼睛以外必须用"盖头"和"面纱"遮盖起来。往往老年妇女戴白色的盖头，已婚妇女戴黑色盖头，未婚少女戴绿色盖头。穆斯林男子参加礼拜或各种仪式时须戴"礼拜帽"，或称"回回帽"，多是无檐小帽，一般为白色。

4. 特殊禁忌　穆斯林握手、端饭、敬茶、递物品等均用右手，用左手视为不礼貌。另外，伊斯兰教禁止偶像崇拜，所以不应将人类和动物的雕塑、画像之类的物品作为馈赠之物。

（四）佛教

佛教起源于古印度（今尼泊尔），主要分布于东亚、东南亚和南亚等地。在信徒方面，曾经盛极一时，但目前已经衰落，人数较少。创始人名悉达多，姓乔答摩，佛徒尊称其为"释迦牟尼"，佛教的节日主要有佛诞节、涅槃节、佛成道日等。

佛教的禁忌：

1. 佛教规定其弟子僧尼需遵守不结婚、不吃荤腥、不饮酒、不蓄私财等教规，且佛教徒不用握手礼节，打招呼时以合十礼为宜。

2. 行为禁忌　佛寺历来被佛教视为清净圣地，所以，进入寺庙时，衣履需整洁，不可着装轻佻、言语轻狂。当举行宗教仪式时，不能高声喧哗，未经寺内执事人员允许，不可随便进入僧人寮房以及其他不对外开放的坛口。

3. 祭拜禁忌　在佛教中把单数看成吉数，所以烧香拜佛时须是单数。佛教徒忌别人随意触摸佛像、寺庙里的经书、钟鼓以及活佛的身体等，同时购买佛饰时只能用"求租"或"尊请"之类的词以示对神物的敬仰。

4. 国别禁忌　在日本，有佛事的祭祀膳桌上禁忌带腥味的食品，同时忌食牛肉。在泰国，佛教徒最忌讳别人摸他们的头部，即使是大人对小孩的抚爱也忌讳摸头顶，因为传统的佛学认为头部是最高贵的部位，抚摸或其他有关接触别人头部的动作都是对人的极大侮辱。

第二节　主要国家基本礼仪

由于各个国家的地理、气候、民族、历史、语言、习俗等方面的不同，所积淀的文化背景不同，故其礼仪文化亦不相同。学习涉外礼仪，除了需要掌握涉外礼仪的基本原则之外，还必须对各个国家的具体礼仪习俗有所了解。了解各国人民的礼仪文化，是中外友好交往的必要前提。

一、美洲国家

（一）美国

作为经济强国，人们常用"世界霸王""超级大国""国际警察"等代称来形容美国。实际上，美国人为人诚挚、性格外向、热情豪爽、不拘礼节，他们的风俗习惯与其他国家存在着许多不同之处。美国人时间观念极强，准时守信，各种活动都按预定的时间开始。美国人忌讳接受过于贵重的礼物，过于贵重的礼物会引起对方的不安和猜测，但从家乡带去的具有民族特色的工艺品、小饰品等是美国人比较喜欢的礼物。在美国，访问前必须提前预约，贸然登门是失礼的。

日常交往中，多数美国人不爱用先生、夫人、小姐之类的称呼，他们喜欢别人直接叫自己的名字，并视为亲切友好的表示。正式头衔一般只用于法官、军官、医生、教授、宗教界领袖等人物在社交活动中使用，尤其是行政职务，美国人在日常的交往中几乎从来不以此来称呼。美国人的穿着打扮崇尚自然，偏爱宽松，讲究着装体现个性，是美国人穿着打扮的基本特征。美国人在用餐时，即使是父子、朋友往往在结账时也是自己负担自己的费用，并且在交往中很少向他人借钱，认为这是银行的事情。美国人一般有很强的好奇心、好胜心，崇尚开拓和创新。在美国，一个人一生中可能没有存款，但要搬上几次家，换多次工作，去诸多国家旅游践行。美国人在日常生活中，主张凡事讲究实效，不搞形式主义，即使是初次见面，也是常以点头、微笑致意，或礼貌地打个招呼"嗨"就可以。如果握手，通常习惯手要握得紧，眼要正视对方，微弓身。认为这样才算是礼貌的举止。

在美国，认为玫瑰是国花，山楂是国树。动物之中，美国人普遍爱狗，他们认为狗是人类最忠实的伙伴。美国人最爱的飞禽是鹰，它不仅是国徽的主题图案，而且也是美国的国鸟。美国人最讨厌的数字是"666""13"和"3"，不喜欢的日期是星期五。

（二）加拿大

加拿大地广人稀，特殊的环境决定了加拿大人特有的待人接物的方式。在生活交往中，加拿大人最大的特点是为人朴实、友善、热情好客，既讲究礼貌，又自由随和。

加拿大国民的主体是由英法两国移民的后裔构成的。一般而言，英裔加拿大人大多信奉基督教，讲英语，性格上相对保守内向一些；而法裔加拿大人则大都信奉天主教，讲法语，性格上显得较为开朗奔放。

在加拿大，人们相遇，无论熟识与否，都会主动向对方打招呼、问好，当再次相逢，双方都会显示出更大的热情。见面一般握手致意，分手时也行握手礼。加拿大人虽然有时也有拥抱或亲吻礼，但往往仅适用于亲友、熟人、恋人或夫妻之间。在交谈中往往选择众人共同关心的话题，如加拿大的经济发展、天气、体育、旅游、风俗等话题。

二、欧洲国家

（一）英国

英国人一向以绅士风度而著称于世，他们为人处事比较谨慎、保守，在接人待物上讲究含蓄和距离，在人际交往中崇尚宽容和容忍。英国的礼俗丰富多彩，彼此第一次认识时，一般都施以握手为礼，握手时简短、有力，毫无拖延之意。英国人在生活中也是彬彬有礼，讲话十分客气，"谢谢""请""对不起""你好"等礼貌用语天天不离口。英国人的时间观念非常强，各种出访前必须预先约定，准时赴约。严守时间，遵守诺言，是他们的相处之道。

在交际应酬时英国人非常重视"绅士""淑女"之风。男士一般穿三件套的深色西装，女士则要穿深色的套裙或素雅的连衣裙。庄重、素雅的黑色往往作为他们的首选。在人际交往中，英国不欢迎贵重的礼物，鲜花、威士忌、巧克力、小工艺品等是送给英国人的首选。英国的国花是玫瑰花，而百合花在英国是死亡的象征，所以英国人很忌讳；英国的国鸟是知更鸟，狗和猫是他们生活中最喜爱的小动物；在色彩方面，英国人偏爱蓝色、红色与白色，它们也是英国国旗的主要色彩。

（二）法国

与英国人相比，法国人在待人接物上的表现是大不相同的。法国人天性浪漫、诙谐幽默，爱好社交，善于交际，对于法国人来说社交是人生的重要内容，没有社交活动的生活是难以想象的。法国人渴求自由，同时纪律较差。在世界上，法国人是最著名的"自由主义者"。

法国的时装、美食和艺术是世人有口皆碑的，在此影响之下，法国人拥有极强的民族自尊心和民族自豪感，他们认为自己的语言是世界上最美的语言，自己国家的产品都是世界上最棒的。在人际交往中，法国人讲究骑士风度，尊重妇女，见面所采取的礼节主要有握手礼、拥抱礼和吻面礼。

法国人善于穿着打扮，他们的服饰、发型、妆容等都让人无可挑剔，所谓"巴黎式样"，在世人耳中即与时尚、流行含义相同。在正式场合，法国人通常要穿西装、套裙或连衣裙，颜色多为蓝色、灰色或黑色，质地则多为纯毛。在选择发型、手袋、帽子、鞋子、手表、眼镜时，都十分强调要使之与自己着装相协调，相一致。他们强调时尚的同时更加注重品质的把握。

法国人大都爱吃奶酪，并且特别善饮，对于香槟、白兰地、葡萄酒等几乎每餐必饮。法国人大多喜爱蓝色、白色与红色，忌讳数字"666""13"和日期"星期五"。法国的国花是鸢尾花。对于菊花、牡丹、玫瑰、杜鹃、水仙、金盏花和纸花等，一般不宜随意送给法国人，同时法国人十分厌恶核桃，认为核桃是不吉利的象征。

三、亚洲国家

（一）日本

日本是一个注重礼仪的国家。日本人通常都是以鞠躬作为见面礼，不仅讲究鞠躬的度数、鞠躬的时间，还有鞠躬的次数。日本人在交际活动中注意穿着打扮，大方整洁。他们每天洗澡而且日本人还有请人去浴室洗澡的习惯。在正式场合一般穿礼服，男子大多穿成套的深色西服，女子穿和服。

日本人爱喝酒，尤其是日本的清酒。男子下班后，去酒馆大喝一通几乎成了"例行公事"，而且为了表示诚意，往往要跪在被敬者面前，为对方斟酒。在饮食上，日本人在宴请时，忌讳将饭盛得过满，作为对主人的尊敬，即使吃饱也应象征性地再添一次。日本人不吃肥猪肉和猪的内脏，也有人不吃皮蛋、羊肉、兔肉和鸭肉。日本人也同中国人一样爱饮茶，斟茶时往往是以半杯为敬，并且一般不再续茶。

日本人对于国花樱花无比厚爱，而对荷花则非常反感，因为荷花仅用于丧葬活动。日文中的"梳子"的发音与"苦死"同音，因此日本人对赠"梳子"有所忌讳。日本人不喜欢绿色和紫色，认为这是不祥和悲伤的色调。忌"9""4"等数字，因为日语里"9"的读音和"苦"一样，"4"的发音和"死"相同，所以在安排食宿时，要避开这些数字。

（二）韩国

韩国素有"礼仪之国"的称号，韩国人十分重视礼仪道德的培养，尊老敬长是朝鲜民族恪守的传统礼仪。韩国人初次见面时，多采用握手作为见面礼并经常交换名片。一般情况下，韩国人在称呼他人时爱用尊称和敬语，很少直呼对方姓名。异性双方见面的时候，女性总会先向男性行鞠躬礼、致意问候。韩国人注重自己留给交往对象的印象，不仅穿着十分在意，更有不少妇女甚至不惜重金为自己整容修饰。

韩国人不轻易流露自己的感情，公共场所不大声说笑，特别是女性在笑的时候还用手帕捂着嘴，防止出声失礼；同时也非常注意保护个人的隐私，如体重、身高、住处及电话号码等。韩国崇尚儒风，十分看重尊卑长幼，大家庭用餐以长辈为中心，与长辈一起用餐，应让长辈先动筷，后辈再动筷。同时妇女十分尊重男子，男女同座的时候，往往也是男性在上座，女性在下座。

韩国人大都喜爱白色，并且对熊和虎十分崇拜，松树是国树，喜鹊为国鸟，以老虎为国兽。他们对数字"4"心存芥蒂。

学习小结

学生通过对涉外礼仪的学习，不仅可以内强个人素质，外塑单位、集体乃至国家或民族的形象，更能在当今日新月异的社会中拓宽视野，增强自身的竞争能力。

复习思考题

1. 涉外礼仪的原则有哪些？
2. 涉外的基本礼仪有哪些？
3. 涉外护理工作中的礼仪有哪些？

参考文献

1. 张彤.社交礼仪与交往艺术.北京：北京理工大学出版社，2012

2. 王凤荣.护理礼仪与人际沟通.北京：北京大学医学出版社，2013

3. 张岩松.公关与礼仪.大连：东北财经大学出版社，2012

4. 林俊华.护理美学.第2版.北京：中国中医药出版社，2012

5. 刘桂瑛.护理礼仪.第2版.北京：人民卫生出版社，2011

6. 耿洁.护理礼仪.北京：人民卫生出版社，2003

7. 金正昆.涉外礼仪教程.第3版.北京：中国人民大学出版社，2010

8. 李晓玲.护理人际沟通与礼仪.北京：高等教育出版社，2010

9. 张翠娣.护士人文修养与沟通技术.北京：人民卫生出版社，2012

10. 刘宇.护理礼仪.北京：人民卫生出版社，2006

11. 段金福.护理礼仪.南昌：江西科学技术出版社，2003

12. 谢丽.护理礼仪.武汉：武汉大学出版社，2012

13. 蔡晓红.礼仪与沟通.北京：机械工业出版社，2009

14. 姜桂娟.公关与商务礼仪.第2版.北京：北京大学出版社，2010

15. 卢省花，徐玉梅.护理礼仪与人际沟通.武汉：华中科技大学出版社，2013

16. 吕月桂，王远湘.护理礼仪与人际沟通.武汉：华中科技大学出版社，2011

17. 熊蕊，杨光云.护理礼仪.武汉：华中科技大学出版社，2011

18. 位汶军.护理礼仪与形体训练.北京：中国医药科技出版社，2009

19. 陈芬.护理礼仪与人际沟通.南京：东南大学出版社，2009

20. 赖晓琴.护理礼仪.南昌：江西科学技术出版社，2008

21. 高达玲，陈芬.护理礼仪与形体训练.南京：东南大学出版社，2006

22. 单伟颖.护理礼仪.郑州：郑州大学出版社，2004

23. 林友华.商务礼仪.北京：北京大学出版社，2012

24. 高燕.护理礼仪与人际沟通.第2版.北京：高等教育出版社，2008

25. 代红英，钟响玲.护理礼仪.北京：中国医药科技出版社，2013

26. 金正昆.社交礼仪教程.第2版.北京：中国人民大学出版社，2005

27. 黄建萍.临床护理礼仪.北京：人民军医出版社，2007

28. 姚彩云，曹乃美．护理礼仪．北京：中国科学技术出版社，2009

29. 隋树杰．人际沟通及礼仪．北京：人民卫生出版社，2013

30. 王斌．人际沟通．第 2 版．北京：人民卫生出版社，2011

31. 郭飏．护理沟通与礼仪．上海：第二军医大学出版社，2012